D0556208

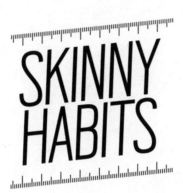

SKINNY HABITS

LOS **6** SECRETOS DE LAS PERSONAS DELGADAS

BOB HARPER

CON **GREG CRISTER**

AGUILAR

Skinny Habits
Los 6 secretos de la gente delgada

Título original: *Skinny Habits: The 6 secrets of thin people*
Publicado por acuerdo con Ballantine Books,
un sello de Random House, una división de
Penguin Random House LLC, New York.

Primera edición: febrero de 2016

D. R. © 2015, Bob Harper

D. R. © 2016, derechos de edición mundiales en lengua castellana:
Penguin Random House Grupo Editorial, S. A. de C. V.
Blvd. Miguel de Cervantes Saavedra núm. 301, 1er piso,
colonia Granada, delegación Miguel Hidalgo, C. P. 11520,
México, D. F.

www.megustaleer.com.mx

D. R. © 2015, Elena Preciado, por la traducción
D. R. © 2015, Jorge Garnica - La Geometría Secreta, por el diseño de portada
D. R. © Neal Rohrer, por las ilustraciones de posiciones de yoga

Ningún libro remplazará el diagnóstico y los consejos profesionales de
un especialista. Por favor consulta a tu médico antes de tomar cualquier decisión
que afecte tu salud o hacer cambios extremos en tu dieta, sobre todo
si padeces alguna enfermedad o presentas síntomas que requieran tratamiento.
Se cambiaron algunos nombres y detalles personales.

ISBN: 978-607-31-4061-4

Impreso en México – *Printed in Mexico*

El papel utilizado para la impresión de este libro ha sido fabricado a partir de madera procedente
de bosques y plantaciones gestionadas con los más altos estándares ambientales, garantizando
una explotación de los recursos sostenible con el medio ambiente y beneficiosa para las personas.

Penguin
Random House
Grupo Editorial

Dedico este libro a mis ahijados
Audrey Colette y Miles Maximus Marantette Murphy,
alias Coco y Miles. Los amo mucho.
Llenaron un vacío que mi corazón
no conocía. Me hacen reír y son las personitas
más maravillosas que conozco.
¡Mejores amigos para siempre!

Índice

Introducción

Los secretos para estar delgado

Tal vez sabes que trabajo con gente obesa desde hace más de diez años en el programa de la NBC *The Biggest Loser*. Entreno y asesoro a los concursantes para perder peso en una competencia donde cada semana los pesamos. En el programa, la persona que pierda más grasa corporal, gana. En total, llevo más de 25 años entrenando clientes privados que muchas veces han perdido más grasa que los concursantes de TBL, pero eran kilos que necesitaban quitar. En otras palabras, todos los días soy testigo (muy cercano) de las vidas de la gente que trata de perder peso.

Asesoro a las personas para comer mejor (y menos), entrenar de manera eficiente (y más) y nunca dejo de predicar mis "veinte reglas no negociables para estar delgado." Estas reglas nutricionales, en otras palabras qué hacer y qué no hacer, las detallo en mi libro *The Skinny Rules* (Las reglas para adelgazar) publicado en 2012. Mis 20 reglas en verdad funcionan (vienen impresas al final de este libro para refrescar tu memoria) y he visto incontables e inspiradoras transformaciones cuando la gente se apega a ellas. Pérdidas de peso sorprendentes, sonrisas de orgullo, guardarropas nuevos, maravillosos beneficios en la salud, doctores y esposas contentos y… ¡renovadas ganas de vivir!

¿Cuál es la frase clave? ¡Cuando la gente se apega a ellas! Claro, muchas veces las personas empiezan súper bien y pierden algo de peso, pero luego vuelven a sus antiguos patrones de alimentación y sedentarismo. Así que no sorprende que su pérdida de peso se estanque bastante lejos del número que querían lograr en la báscula. Por desgracia, mucha gente regresa por completo a sus antiguos hábitos y con el tiempo ganan más peso del que perdieron.

Por lo general, todo empieza con un pequeño error (digamos que te comiste un *brownie* extra del límite que te pusiste). Esto te lleva a un remordimiento irracional e inútil (nunca voy a perder peso porque soy débil, ¿para qué sigo intentando? ¿qué sentido tiene?) y te das un atracón (¡toda una "semana de derroche"!). Así empiezas un viaje de comportamientos dañinos que crecen y te generan más culpa. Este círculo vicioso error-remordimiento-atracón es la pesadilla de todas las personas a dieta.

El hecho de que leas este libro me dice que te gustaría detener esa locura. Quieres perder peso de una vez por todas. Y de verdad, de verdad ¡quieres dejar de angustiarte! ¿No sería lindo preocuparse por otras cosas?

Pues bien, llegaste al lugar correcto. Porque en todo el tiempo que llevo entrenando, asesorando, alentando y tomando notas, me he dado cuenta de la diferencia entre la gente que se apega al plan y la que no lo hace. En otras palabras, descubrí la diferencia entre ellos y tú. ¡Y sé cómo hacerte uno de ellos! ¿Te doy otra buena noticia? No necesitas tener un entrenador o coach privado, ni un chef o nutriólogo personal para dominar estos hábitos. De lo que hablaremos en este libro no es de lo que pondrás en tu boca o de qué tan seguido irás al gimnasio.

En resumidas cuentas, lo que separa la delgadez saludable y consistente del sobrepeso crónico son seis patrones de pensamiento y comportamientos clave, seis hábitos: los Skinny Habits. Cuando des la vuelta a la última página de este libro, comprenderás lo que yo entiendo, verás lo que yo observo y serás capaz de hacer los pequeños cambios mentales y físicos necesarios para transformar las cosas a tu alrededor.

Para bien.

PENSAMIENTOS Y ACCIONES PARA ADELGAZAR

Un error es una acción: comerte ese maldito *brownie*… y otro y otro.

El remordimiento es una mentalidad. Te regañas por tu comportamiento "débil", te sientes pesimista porque no eres el tipo de persona que resiste la comida que engorda o que puede hacer ejercicio con regularidad.

Y entonces te das un atracón y/o regresas a tu comportamiento dañino (poco saludable). Más acciones destructivas.

¿No te parece que error-remordimiento-atracón es un círculo vicioso de acción-pensamiento-acción?

Los seis hábitos que aprenderás en este libro romperán ese terrible ciclo para bien. Algunos son hábitos mentales y otros son acciones físicas. Los hábitos uno y dos se enfocan en la parte psicológica del círculo, fortaleciendo tu mente para luchar contra tus peores tendencias. Los hábitos del tres al seis salen de tu cabeza y se concentran en cosas que puedes tocar, cambiar y empezar a hacer de modo inmediato.

Entonces, ¿qué sabe y hace la gente saludable y delgada que tú no? He aquí un rápido resumen para que te entusiasmes:

1. Planean: Para evitar la comida poco sana, animarse a hacer ejercicio, resistir las tentaciones y protegerse del primer error, las personas Skinny crean sus propias reglas para lidiar con las situaciones difíciles e inevitables.

2. Retroceden: Al usar técnicas psicológicas simples y comprobadas, desarrollan y mantienen el músculo mental para lidiar contra los contratiempos (también conocido como... ¡el mar de culpas que surge de un error inevitable!).

3. Rediseñan su entorno: Las personas que mantienen su peso de manera exitosa arreglan su mundo para resaltar o detectar la gente, los lugares y las cosas que apoyan sus objetivos. Del mismo modo, minimizan (o eliminan) todo aquello que no les ayuda.

4. Se retan: El aburrimiento es la puerta de entrada para comer de más y sentarte en el sillón como un bulto inútil. Tener un *hobby* o un objetivo mantiene la mente ocupada y emocionada sobre algo más que la monotonía de las responsabilidades diarias.

5. Descansan: Sólo si descansas podrás mantenerte comprometido, entusiasmado, concentrado y energizado. La gente sana cuida su sueño y relajación. Entiende muy bien la conexión entre descanso y control de peso.

6. Se visten para adelgazar: Estas personas se visten como si tuvieran algo que mostrar, en vez de algo que esconder. Aun cuando no están conscientes de la fascinante ciencia que subyace bajo sus decisiones, disfrutan los beneficios psicológicos y fisiológicos de lo que hay en su guardarropa (y lo que no).

Antes de pasar a la siguiente página, quiero que entiendas bien algo: No estás a merced de tus malos hábitos actuales. Puedes remplazarlos por otros nuevos y saludables (los seis de arriba) más rápido de lo que crees. Como aprenderás en el Capítulo uno, sustituir un mal hábito por uno bueno requiere práctica, por eso cada uno trae al final una sección titulada "Tarea". Allí encontrarás ideas y sugerencias para crear rutinas diferentes, establecer secuencias neuronales de inmediato y, por consiguiente, establecer tus nuevos Skinny Habits.

Cuando planeas los retos y situaciones a los que te enfrentarás, es decir, cuando piensas cómo quieres comportarte en las situaciones que siempre rompen tus decisiones, creas nuevos comportamientos de los que puedes echar mano. Al retroceder en los pensamientos automáticos e irracionales, entrenas a tu cerebro para ir a un lugar más feliz en vez de a uno negativo e improductivo. Cuando rediseñas tu entorno para apoyar tus metas, las alcanzas. Al retarte a ti mismo y descansar, le das a tu cerebro la combinación perfecta para seguir el curso. Cuando te vistes para adelgazar, lo logras.

¡Empecemos!

SKINNY HABITS

I

Mentalidad Skinny

De seguro sabes una o dos cosas sobre las matemáticas simples de la energía que entra y la que sale; por
ejemplo, quemas más energía a través del movimiento
que la que aportas a través de tu boca en forma de comida. También creo que estudiaste un poco de nutrición:
es mejor ingerir menos comida procesada y muchos más
vegetales. Tal vez entiendes lo que necesitas para manejar tu metabolismo y quemar más grasa. Y puedo adivinar que has experimentado de primera mano cómo tu
cuerpo reacciona a tus manipulaciones intencionales: si
piensa que va a sufrir una sequía o hambruna, se prepara
y almacena grasa para protegerte. Injusto, pero cierto.

Obvio, los detalles de lo que te llevas a la boca y cuánto ejercicio haces son súper importantes cuando se trata de perder peso y mantenerte, por eso quiero que aprendas todo lo que puedas sobre nutrientes, calorías y la importancia de los horarios cuando se trata de comer. Otra vez, te invito a leer *The Skinny Rules* para los hechos y principios que te llevarán a lograr un peso mucho más saludable. Y te animo a cocinar más para ti mismo y probar nuevas recetas amigables con el peso. También tengo un libro para eso: *Skinny Meals*.

Bueno, a lo mejor ya decidiste cocinar y comer mejor, escuchar a tu cuerpo y... ¡dejar de comer cuando estás lleno! Porque las personas delgadas tienen la fuerza de voluntad para hacerlo, ¿no?

Pero, ¿qué es la fuerza de voluntad? La gente que no sufre con su peso parece tener chorros de autocontrol, tanto así que parece natural, sin esfuerzo. En cambio a ti se nota que te falta. Invocar y usar tu fuerza de voluntad implica una megadosis de esfuerzo consciente, algo que simplemente no tienes.

Para mi ojo entrenado, la fuerza de voluntad tiene que ver con la mentalidad. De manera más específica con una "mentalidad delgada". Y hay estudios científicos que prueban que tengo razón.

¿MENTE SOBRE MATERIA?

Tu mentalidad es tu perspectiva de la vida, tus actitudes subyacentes, preferencias y suposiciones sobre cómo trabaja el mundo y tu lugar en él. Es una tendencia formada por años de experiencias e incontables influencias. Lo que viviste de niño contribuye a tu mentalidad actual: las actitudes de tus padres y amigos, sus políticas, su salud, su estado de ánimo, su trabajo ético, etcétera. También todo aquello con lo que lidias cada día le da forma a tu mentalidad: el trabajo, los niveles diarios de estrés, la salud y el estado de ánimo de la persona que vive contigo o con la que sales (sí, como verás en el Capítulo cinco, las personas con las que te juntas… ¡son más importantes de lo que crees!).

La gente que tiene una mentalidad estática cree que las fortalezas y capacidades están fuera de nuestro control individual. Piensan que las capacidades son innatas (naciste con ellas) o atribuibles a influencias y disparadores externos (alguien o algo más hace algo por ellos, algo que compran, lo que comen o toman).

Aquellos con una mentalidad maleable creen que las habilidades no son finitas y tampoco dependen de un suceso o influencia externa. Piensan que el esfuerzo individual expande y mejora los talentos, aptitudes y capacidades. Puedes tener mentalidad estática sobre algunas cosas y maleable sobre otras. Todo depende de lo que has sido condicionado a creer y en qué contexto. En resumen, todo depende de lo que crees.

Un ejemplo: las personas con mentalidad estática sobre sus habilidades en matemáticas piensan que su facilidad se debe a algo con lo que nacieron, algo tal vez heredado de su papá matemático o de su mamá genio. O creen que ser bueno en esta materia tiene que ver con un buen maestro, el libro adecuado o clases particulares (o sea, alguien o algo externo interviene para ayudarles a hacerlo mejor).

Por el contrario, la gente con mentalidad maleable cree que el esfuerzo y la práctica individual fortalecen sus habilidades matemáticas. Cree que no está a merced de la debilidad familiar o de sus propios límites como los percibe.

Todo lo anterior nos lleva a estas preguntas: ¿Importa lo que tú crees sobre la fuerza de voluntad en sí misma? ¿Esta creencia afecta tu habilidad para perseverar cuando las cosas se ponen difíciles?

Considera el trabajo de Carol Dweck. Imparte la cátedra de psicología "Lewis y Virginia Eaton" en la Universidad de Stanford y es el genio que acuñó las frases mentalidad estática y mentalidad maleable.

Antes de que la profesora Dweck desafiara la creencia general, todo el mundo pensaba que el cuerpo necesita combustible extra para estimular el autocontrol (la fuerza de voluntad). El ejemplo clásico es un *snack* (algún tipo de glucosa como una barra de chocolate o una galleta) en la tarde-noche cuando estás "muy cansado". Lo lógico es que la tarea mental (¡como el trabajo!) disminuye tu energía, pero un *shoot* de glucosa la estimula. Apuesto a que tú también supones eso, después de todo, ¡es una racionalización maravillosa para ingerir azúcar por la tarde! Además es una excusa increíble para no controlar tus acciones: si argumentas que tu cuerpo te dice que comas esa dona, en verdad eres incapaz de retroceder y negarte.

Pero Dweck no se la creyó. Observó que el cuerpo no es más que una poderosa computadora de energía consciente, capaz de mantener el balance fisiológico mucho tiempo mientras no sea sometido a un gran estrés (como enfermedad, hambruna o sequía). Así que se preguntó por qué un aparato tan complejo y poderoso como el cuerpo humano no podía configurarse a sí mismo (por ejemplo liberando glucosa almacenada del hígado) en vez de depender de fuentes externas (¡como el chocolate!) cuando la energía y la concentración empiezan a bajar. Se preguntaba si más bien importaba algo psicológico, como las creencias (lo que llama "mentalidad"). Para probar su teoría, diseñó una serie de experimentos ingeniosos.

Primero, usó un cuestionario para comprender qué sentía un grupo de 60 personas sobre la fuerza de voluntad. Basada en estos resultados, descubrió que sus sujetos de estudio caían en dos grupos.

Uno estaba formado por la gente cuyas respuestas mostraban que sentían que sólo hay mucha fuerza de voluntad en algunos individuos y en algunos momentos específicos, y que cuando se agota, pierdes el autocontrol necesario para cualquier tarea que requiera un esfuerzo: ejercitarse, resistir una dona, poner atención (di la que quieras). Obvio, esta era la gente de "mentalidad estática".

En contraste, el otro grupo creía que la fuerza de voluntad era algo dinámico, renovable, abundante, algo que puedes generar por tu cuenta a través de conciencia, trabajo duro y confianza. Esta gente tenía una "mentalidad maleable".

No les preguntó nada que sugiriera que probaba sus creencias en la teoría glucosa-autocontrol, pero era justo lo que hacía.

Ahora va lo más interesante. La profesora Dweck aplicó pruebas que exigían una concentración mental extenuante (tachar todas las e de un texto o identificar combinaciones complejas de color y forma). Cumplir el reto implicaba concentración y autocontrol. Como a la mitad del desafío, a los dos grupos les dieron un *snack* azucarado (limonada). Lo que descubrió fue sorprendente, puede decirse revolucionario. Escrito en un artículo reciente, notó que "sólo la gente que ve la fuerza de voluntad como algo limitado y que se agota con facilidad muestra un incremento de autocontrol después de consumir azúcar. En contraste, la gente que percibe la fuerza de voluntad como algo abundante mostró beneficio sin necesidad de la glucosa *—tienen altos niveles de autocontrol con o sin incrementos de azúcar"*.[1]

Las cursivas son mías… ¡y espero que puedas ver la razón! La simple creencia de que la fuerza de voluntad es limitada sensibiliza a la gente ante las señales corporales de combustible (¡como el diabólico *snack* de la tarde!) y eso los hace depender de los aumentos de glucosa para un mayor autocontrol. En contraste, como explico Dweck: "La gente que piensa que la fuerza de voluntad es ilimitada no mostró un efecto de disminución después de una tarea extenuante y no necesitó azúcar para seguir concentrado. Esas personas tal vez se sientan cansadas, pero no significa que no puedan trabajar duro. Nuestro descubrimiento sugiere que lo considerado como un proceso biológico básico, en realidad es producto de las creencias de la gente."[2]

¿Un proceso biológico básico, en realidad, es producto de las creencias de la gente? ¡Sorprendente!

Tal vez prefieres una explicación más puntual que detalle lo que pasa durante la pérdida y el control del peso. "Cuando tienes una teoría de fuerza de voluntad limitada,"[3] dice la profesora Dweck, "estás alerta de modo constante, todo el tiempo te estás monitoreando. '¿Estoy cansado? ¿Necesito un *break*? ¿Cómo me siento?' Y al primer signo de que algo decae, piensas que necesitas un descanso o un estímulo."

Esto resume el mayor obstáculo de todas las personas que hacen dieta en el mundo: si crees que necesitas algo externo para ejercitar el autocontrol (o que necesitas cierto tipo de comida para concentrarte como las malditas calorías), en verdad no creerás que es posible ignorar la biología de tu cuerpo. Por eso… ¡cree! Cuando se trata de fuerza de voluntad, ¡en verdad importa!

Ahora viene la pregunta importante: ¿Qué se necesita para cambiar tu mentalidad? Usaré el ejemplo anterior de las matemáticas. Resulta que puedes cambiar la visión de un niño acerca de su habilidad con las matemáticas al decirle (de modo regular y repetido) que la habilidad es algo que se construye a través de la práctica y el esfuerzo, en vez de ser algo con lo que naciste. Recuerda, felicitar el esfuerzo logra mejores calificaciones. Y si eres un entusiasta de los deportes, sabes que las visualizaciones repetidas y practicadas de un juego mejorado es un componente clave para hacer que esa visualización se vuelva realidad.

¿Prácticas repetidas? Sí, ¡hablamos de hábitos! Después de todo, la manifestación externa de tu mentalidad es tu comportamiento, las cosas que haces y la manera en que te conduces en este mundo. Tus comportamientos automáticos, pero también tus rutinas cultivadas de manera consciente. ¿Qué te parece transformar esas rutinas cultivadas de manera consciente en comportamientos automáticos? Como dije en la introducción, ¿no sería agradable alcanzar ese punto y vivir el resto de nuestras vidas sin tener que pensar de manera constante cómo crear y mantener hábitos para adelgazar? Sí, lo sería. ¡Sigue leyendo!

2

El cerebro Skinny

Ya te convenciste de la necesidad de cambiar tu mentalidad, ¿verdad? ¿Ahora entiendes la lógica incorrecta
de tus viejas suposiciones sobre la fuerza de voluntad?
En vez de encogerte de hombros y aceptar que no
tienes tanta fuerza de voluntad como la persona delgada de al lado, ¿creerás en tu propia capacidad de autocontrol, no es así? Excelente. Estoy feliz de tenerte
a bordo, porque formar los seis Skinny Habits requiere
de esa fuerza de voluntad, ¡de esa energía que surge al
creer!

Tal vez estás ansioso por adelantarte y aprender
tus nuevos Skinny Habits. No te culpo y para serte

franco... ¡estoy feliz por tu entusiasmo! En realidad, si quieres puedes saltarte hasta el Capítulo tres (Hábito uno). Pero pienso que si te detienes aquí conmigo unos minutos entenderás mejor por qué te pediré hacer ciertas cosas y cómo te fortalecerás con cada pequeño cambio que hagas. Recuerda: Saber es poder. ¡Necesitas saber lo que pasa en tu cerebro para controlarlo!

Para hablar de formar hábitos, necesitas entender dos funciones del cerebro. No en detalle, lo prometo. Obvio, no soy neurólogo o neurocirujano. Sólo es un curso básico.

CEREBRO ECOLOGISTA

La primera lección de nuestro curso básico de cerebro se refiere al combustible del cuerpo. Piénsalo así: la gasolina de tu cuerpo es la glucosa. Cuando comes algo, tu organismo convierte los carbohidratos de esa comida en glucosa, mejor conocida como azúcar en la sangre.

El cerebro utiliza muchísimo combustible, es como una camioneta todoterreno. Consume una enorme cantidad de azúcar en la sangre. En relación con su tamaño, emplea muchas veces la usada por otros órganos. Pero es un todoterreno consciente. Trata de ser ecologista. No quiere desperdiciar gasolina.

¿Por qué? Bueno, en realidad tu cerebro tiene una memoria muy antigua… que se remonta a la época de los cazadores y recolectores. En aquellos días, los humanos no podían ir a la gasolinera (alias supermercado) y llenar el tanque con comida instantánea. No, tenían que cazar, recolectar, buscar y sufrir por cada bocado. Por eso, para tu cerebro la escasez de comida es un asunto diario. Conservar la energía implica grandes sufrimientos.

VOCABULARIO INTELIGENTE

Tu cerebro es el músculo más poderoso del cuerpo. Sin mencionar que es el órgano que te permite recordar o borrar algo. Nunca olvides que es el origen de todo lo que haces, dices y sientes. Quiero que prometas que lo usarás y cuidarás para siempre. ¡Dale su lugar!

En este punto sólo hay dos regiones del cerebro que debes conocer. Primero, el lóbulo temporal medial. En la actualidad, los científicos creen que esta parte del cerebro (localizada más o menos en medio, abajo) contiene muchas de las estructuras que necesita la memoria: interpretan señales de otros órganos (ojos, oídos) y luego se coordinan con los demás componentes del cerebro para transformar estos recuerdos en hábitos.

El otro componente del cerebro son los ganglios basales, cerca del prosencéfalo. Está posicionado para recibir señales de todo el cerebro y luego enviarlas a las subestructuras correctas.

Por eso, si requiere menos azúcar para ayudarte a lidiar con algo, lo hará. Como entenderás mejor en un minuto, crear hábitos es una manera poderosa de conservar energía: en vez de interpretar de nuevo o de modo diferente un suceso, olor o sonido cada vez que lo encuentres, tu cerebro utilizará el recuerdo de un suceso, olor o sonido para emprender la reacción apropiada.

LAS EXPERIENCIAS SE VUELVEN RECUERDOS Y HÁBITOS

Si vieras el tejido cerebral a través de un potente microscopio cuando experimentas algo (por ejemplo oler un aroma, escuchar un sonido, ver un camino frente a ti) observarías cómo interactúan las neuronas (células cerebrales). Cuando dos neuronas experimentan la misma estimulación sensorial (es decir, lo que sucede fuera de tu cabeza) responden con una reacción química única y claramente intensa. Es como una firma: de hecho las células cambian para asimilar de manera

permanente la nueva información, almacenando el re-
cuerdo-experiencia y reproduciéndolo cuando sea se-
ñalado otra vez por la misma experiencia.

El cerebro también "trocea" los recuerdos, engro-
sando de forma física la conexión entre la parte donde
se registra la experiencia y la parte donde se almacena la memoria (los recuerdos). Este proceso de trocear
(sí, ¡juro que es un término médico!) es como ampliar
una autopista: todo se mueve más rápido y fácil. No hay
embotellamientos. Nada se detiene y luego avanza. Lo
anterior, como sabemos quienes usamos diario el coche o el transporte público, ¡ahorra combustible!

Charles Duhigg escribió *El poder de los hábitos*.[4]
En este fascinante libro, el autor emplea los términos
señal, rutina y recompensa para describir los pasos
del proceso neurológico que ahorra combustible; es
decir, de la formación de hábitos. Usando sus términos,
consideremos el siguiente supuesto:

La primera vez que observas una estufa eléctrica,
tal vez pones la mano en el brillante círculo rojo. Ese
momento es "memorable" en el sentido de que registras
el dolor producido por el calor, creando una reacción
química única entre las neuronas y disparando adrenalina en tu sistema (quitas rápido la mano y gritas
¡ayyy!). La siguiente vez que experimentes lo mismo,
tu cerebro recordará la primera reacción química y la

utilizará. Esto es un atajo para tu cerebro, es decir, un método rápido que ahorra energía: no debe gastar combustible interpretando la experiencia cada vez que ocurre, sino que usa la misma reacción química y actúa con el mismo comportamiento o rutina.

Y así es como "aprendes" a no poner la mano en una estufa caliente: el cerebro almacena el recuerdo del dolor que sentiste y dispara la advertencia cuando de nuevo estás cerca de una estufa eléctrica. Te llega el mensaje: "No pongas la mano en la estufa cuando está roja; ten cuidado con las cosas calientes." Es tu cerebro velando por tus intereses y trabajando para tu beneficio. Te sentirás feliz por ese atajo y el estremecimiento físico de advertencia (el recuerdo del dolor y la descarga de adrenalina). No poner tu mano sobre una estufa caliente… ¡es un buen hábito que fomentar!

En el supuesto anterior, ver las espirales rojas de una estufa es la "señal" y activa una rutina o comportamiento que funcionó para ti en el pasado (¡no tocar!), lo cual te lleva a una recompensa (¡no quemarte, yuhuu!). El comportamiento se vuelve habitual siempre y cuando la recompensa tenga significado para ti (no quemarte es significativo).

Veamos el proceso señal-rutina-recompensa en otra situación: Un día en la calle, ves y escuchas que se te acerca un perro ladrando, babeando y enseñando los dientes. Si el perro te ataca, te muerde o es agresivo de manera que lo recuerdes toda la vida, la próxima vez que te encuentres un perro recurrirás a esa experiencia (la señal). Recordarás que debes estar atento para evitar lo que pasó la vez anterior (o repetir la forma en que escapaste) y la recompensa será que no te muerda.

La ciencia ha mostrado que un mal recuerdo (un perro bravo o una quemada con la estufa) desencadena un tipo especial de reacción química más "pegajosa" que algo que no te duele ni asusta. Los recuerdos muy placenteros también son "pegajosos" porque, en general, recordamos más los acontecimientos felices y horrorosos ocurridos hace mucho tiempo que las cosas de un día promedio de la semana pasada. Pero los recuerdos que te asustan (que incluyen dolor o generan una descarga de adrenalina) se graban mucho más. Otra vez hay una razón evolutiva para esto que tiene mucho sentido: hace muchos años, en la época de las cavernas, los humanos necesitaban vigilar los peligros y depredadores a los que estaban expuestos (¡mamuts lanudos y tigres dientes de sable!). Por eso el cerebro evolucionó para dar preferencia (y trocear) los recuerdos de salvamento y advertencia. Así que ahora entiendes por qué con el recuerdo de un perro mostrando los colmillos, tu cerebro te hace un favor.

¿Y qué pasa si el segundo perro que se te acerca es una dulzura como mi precioso Karl? Si lo dejas, moverá la cola con entusiasmo y te dará una alegre lamida en la mano. No hay nada que temer con Karl. Pero tu cerebro te envía un mensaje diferente cuando el animal entra a la habitación por primera vez. Quizá retrocedas un poco para alejarte de él y empieces a sudar. Tal vez dirás: "¡Aleja ese perro de mí!" El cerebro activará la misma reacción neurológica ante el perro que trató de morderte la última vez. Seguro estamos de acuerdo en que "sobrerreaccionaste", pero nadie salió herido (excepto los sentimientos de mi querido Karl).

¿Y la tercera vez que te encuentras un perro? Ahí tienes un duelo de recuerdos, por un lado el animal que trató de morderte y por el otro uno muy dulce. Bueno, las experiencias que asustan causan un mayor impacto neurológico, así que probablemente serás precavido. A lo mejor esta vez, antes de acercarte, le preguntarás a su dueño si es amigable.

Claro que si el tercer perro te asusta, ataca, muerde o algo parecido ¡les tendrás miedo de por vida! ¿Y en realidad qué quiere decir "miedo de por vida"? Tu asociación neurológica con los perros se establece: ves un perro (la señal), tu cerebro dice que es apropiado estar nervioso, incluso correr para escapar (la rutina) y así evitas nuevas mordidas (la recompensa).

Puede ser que años después de muchas experiencias placenteras con perros, el mordelón siga ahí, en el fondo de tu mente. Recuerda, ésta es una asociación neurológica inteligente, una advertencia cautelosa de tu cerebro. Tu experiencia dice que es un buen hábito tener cuidado con los perros que no conoces.

Pero este proceso neurológico que genera los recuerdos, también es la manera en que "aprendes" que un bote de helado... ¡es la respuesta "apropiada" para la tristeza, el aburrimiento o la decepción! Porque cuando comes y disfrutas el helado (y su asociada descarga azucarada de energía y placer), recuerdas ese buen sentimiento, lo cual es la recompensa. Recurriste al helado algunas veces cuando "soportaste" la decepción y ahora tu cerebro "tiene el hábito" de responder a ese sentimiento con un dulce bote de autorrelajación. Esa reacción neurológica es la forma en que tu cerebro dice: "Te sentirás mejor si comes como cerdo... ¡saca la cuchara grande!" Pero en definitiva, no le conviene a tu interés por adelgazar que cada vez que estés triste o aburrido te tragues un bote de helado.

Con mayor razón debes asegurarte de estar consciente sobre los hábitos que adoptas. Razón de más para redirigir los patrones neurológicos de tu cerebro.

CAMBIA LA SEÑAL-RUTINA-RECOMPENSA

¿Cómo? Creando hábitos nuevos. Pero antes de que te adelantes y busques los más efectivos (los seis que empezarás a leer en unas cuantas páginas) asimila dos conceptos claves.

Primero, entender que es mucho más fácil remplazar un hábito con otro que eliminarlo por completo. Piénsalo: necesitas algún tipo de respuesta a la decepción, no puedes eliminar el tener una respuesta. Las señales seguirán apareciendo en tu vida y necesitas una manera de lidiar con ellas. La única pieza del círculo que controlas es la manera en que reaccionas ante dicha señal (es decir, cómo te comportas).

Digamos que tienes el hábito de lidiar con el estrés de las fiestas del trabajo aspirando platos llenos de postres o poniéndote superborracho. La señal es el estrés de la reunión social, la rutina o comportamiento es calmar tus nervios con azúcar o alcohol y la recompensa es una combinación de dos cosas: tener algo que hacer en la fiesta además de esquivar a tu jefe y el incremento temporal de azúcar por la comida y la bebida.

Pero esta semana haces un trato contigo mismo: no importa qué vayas a hacer en la próxima fiesta, decides platicar con dos empleados nuevos (quienes de seguro están más estresados que tú) antes de ir a la mesa de los postres o al bar.

Como te desviaste de tu ruta hacia el azúcar y el alcohol (al platicar con el nuevo encargado de correos), la señal química de este nuevo comportamiento redirige la energía que por lo general envías a la típica rutina de voy-a-la-comida-y-al-chupe. Esa conversación hace que el esquema de tu comportamiento típico se debilite. La energía cambia de dirección al guardar la nueva experiencia y formar un nuevo esquema y hábito diferente. Repite este comportamiento, trocea el esquema… y obtienes un círculo de hábito. ¡Bien hecho!

Segundo, el comportamiento sustituto con mayores probabilidades de adherirse y volverse hábito es uno que te otorgue una recompensa satisfactoria. Es decir, necesitas que cualquier comportamiento o acción que responda a la señal te deje algo bueno.

Veamos otra vez el esfuerzo que hiciste de pararte y platicar con los nuevos empleados antes de perder el estilo en la fiesta de la oficina. Si eso funciona para ti, ¿hablar con otras personas estresadas te tranquiliza? Es decir, ¿el desvío literal que hiciste al hablar con otra gente nerviosa calmó tus nervios? Cuando eso pasa, ¿descubres que reduces tu tendencia a beber y rellenarte la boca de pastel? Si es así, ¡Ya descubriste algo! Porque, de hecho, la recompensa es calmar los sentimientos.

Otro ejemplo: digamos que tienes el hábito de parar en Lou's Pizza todos los viernes al regresar del trabajo a casa. Ahora quieres remplazar ese hábito y hacer ejercicio. Algunas personas te dicen que la condición física que obtendrás será recompensa suficiente para ejercitarte. Pero sospechas que eso no será una motivación suficiente.

Entonces necesitas reflexionar de verdad en qué te hace sentir bien al parar en Lou's Pizza. Porque, en el fondo de tu corazón, sabes que después de comerte todo ese queso, masa y grasa te sientes un poco mal (físicamente). Y también experimentas malestar emocional (¡decepcionado de ti mismo cada maldita vez que lo vuelves a hacer!)

Piensa en esto. Piénsalo bien. Al parar en Lou's es como si celebraras el fin de una semana laboral larga, cansada, pesada y complicada. Te agrada el recibimiento que te dan al llegar porque ya conoces a las personas que trabajan ahí y ellos ya saben qué te gusta y te ofrecen "lo de siempre" sin tener que indicárselos. Detenerte en Lou's en realidad no tiene que ver con la pizza, ¿o sí? Más bien es una linda manera de concluir una semana pesada. Encuentras gente feliz de verte y nadie hace preguntas irritantes o estresantes.

Ahora que tienes más claro el porqué te gusta parar en Lou's Pizzas, examina las opciones para remplazar ese comportamiento. Tal vez descubras que ir al gimnasio satisfaga esa necesidad después de un par de semanas, cuando conozcas al personal y el instructor se alegre y te felicite cada vez que vayas. Encontrarás gente agradable y no habrá decisiones difíciles, porque el instructor ¡te dirá exactamente qué hacer!

O tal vez descubras que en verdad no te gusta estar en un campo de entrenamiento con alguien gritándote o en una clase de aeróbics cada viernes en la noche. ¡Tuviste eso toda la semana, muchas gracias! Pero todavía quieres encontrar cómo hacer ejercicio. Entonces, ¿qué tal si te reúnes con un par de amigos para caminar alrededor de un parque los viernes? Puedes hacer planes para otro tipo de celebraciones de término-de-la-semana-laboral en las noches, pero es posible que descubras que la caminata (y la charla amigable) satisface tus necesidades de terminar-la-semana-laboral por sí misma.

En pocas palabras: es probable que debas jugar con cosas, probar nuevos comportamientos y descubrir cómo recompensarlos. Pero ahora que sabes que la fuerza de voluntad funciona y se alimenta con creer, y conoces la clave para interrumpir lo negativo en el círculo de la formación de hábitos, puedes hacer estos cambios. ¡Estás listo para empezar!

3

Hábito 1: Prepara planes de contingencia

¿Has oído el dicho "Uno pone, Dios dispone, llega el diablo y todo lo descompone"? O, ¿"Si quieres hacer reír a Dios, cuéntale tus planes"? Aplicamos estas expresiones cuando intentamos controlar las circunstancias de nuestras vidas y fallamos. Es un pensamiento con el que decimos que no deberíamos de molestarnos por controlar lo que no está en nuestras manos. Es justo… siempre y cuando hables del clima, la economía o el comportamiento de otras personas. No puedes controlar esas cosas y sería tonto intentarlo.

Pero también sería tonto que no tuvieras un plan para lidiar con lo más incontrolable e inesperado. Hay un universo de situaciones que puedes y debes planear, cosas que hacen tu vida más fácil, en especial cuando el escenario se pone difícil.

Por ejemplo las emergencias (esas circunstancias que no quieres que te agarren desprevenido). ¿Estás de acuerdo en que es buena idea tener velas y baterías en caso de que se vaya la luz? ¿Y que es prudente traer el gato hidráulico y señales de emergencia en la cajuela por si se poncha una llanta? Y es inteligente hacer un respaldo de tu disco duro ¿cierto? No puedes controlar la tormenta, los clavos en la carretera o al *hacker* que intenta sabotear un montón de computadoras, pero sí controlar tu preparación y reacción ante estos sucesos.

Tal vez quieras planear algo a largo plazo, como la universidad de tus hijos. Aunque no puedas controlar a qué universidad irán, haz unas cuantas cosas para mejorar sus oportunidades, por ejemplo, asegurarte de que hagan el examen de admisión y reciban orientación de su consejero estudiantil sobre las escuelas a las que quiere entrar. Y aun si no sabes cuánto costará o qué porción deberás cubrir (¡dedos cruzados para que obtenga la beca deportiva!), puedes y debes al menos tratar de ahorrar algún dinero para el día que firmes el famoso cheque.

Vamos bien hasta aquí, ¿cierto? Hacer planes y pensar en las contingencias antes de que lleguen no es inútil. Es un pensamiento inteligente.

Entonces, ¿porquéporquéporquéporqué cuando se trata de tu salud, tiendes a arruinarlo todo?

¿Esto te describe?

- Bajas los brazos en señal de derrota cuando te encuentras frente a una mesa de bufé en una boda o fiesta de la empresa; te atascas de comida porque "todo se ve tan bueno" y no puedes alejarte. ¿Necesitas un psíquico para que te diga que habrá mala comida en esas reuniones? Hay lugares y momentos para ser indulgentes (fíjate en la regla 20 de The Skinny Rules: Una vez a la semana, ¡planea despilfarrar en una comida!), pero, ¿siempre que entras a un bufé? ¿Todas y cada una de las veces? ¡No! Lo creas o no, había planes que pudiste poner en acción y te habrían ayudado en ese momento.

- No haces ejercicio en vacaciones porque, ¡ups!, "olvidaste" tus tenis. ¿En serio? ¿Fue una sorpresa para ti que hubiera un gimnasio en el hotel o que Florida en febrero tenga un clima maravilloso para caminar? De nuevo, hay momentos en que puedes darte un descanso, las vacaciones pueden ser el tiempo para dejar el entrenamiento y sólo relajarte.

Pero eso significa que tienes una rutina de ejercicios constante.

- Siempre juras que empezarás a comer mejor y hacer más ejercicio. Por lo general es cada año nuevo, ¿cierto? ¿Cómo te ha funcionado?

EL PODER DE LOS PLANES DE CONTINGENCIA

Pero claro, algunas personas tienen autocontrol, son capaces de estar en la fila del bufé sólo una vez (y escoger cosas saludables) y recuerdan llevar tenis y ropa deportiva cuando viajan (y sí las usan). Es obvio, para ti y para mí, que tienen fuerza de voluntad. Y no te sorprendas, están donde desean: perdiendo peso.

Entonces, ¿cuál es la diferencia entre ellos y tú respecto a la fuerza de voluntad? En realidad, ¿a qué se debe la habilidad de una persona delgada para alejarse de las tentaciones?

Como ya planteamos antes, en parte la diferencia está en su mentalidad, en su creencia de tener fuerza de voluntad. Pero, además, la arquitectura de su pensamiento fue manipulada a través de sus planes de contingencia. Planearon de manera específica y repetida e hicieron un hábito de las decisiones saludables. Descubrieron los escenarios en que necesitarían una respuesta automática para ni siquiera pensar qué es lo mejor. Esto es, no tienen que pararse y pensar o "ejercitar" el autocontrol. Ya viene en su comportamiento automático.

¿Recuerdas la lección acerca del cerebro, el combustible y la memoria? Recapitulemos: El cerebro es ecologista y gasta la menor energía posible. Para ahorrarla, siempre buscará un atajo, un camino que ofrezca menor resistencia. Un hábito es ese camino. Cambia tu comportamiento a modo automático, para bien o para mal, lo cual conserva la preciosa energía.

¿La frase clave? Para bien o para mal. Obvio, hay buenos hábitos (sirven a tus más altos propósitos de perder peso y ponerte en forma) y malos hábitos (te hacen gordo y poco saludable). Si tienes el hábito de salir a comprar un postre en la tarde, tu cerebro hace un trato con tu aburrimiento (o con tu necesidad de ponerte al corriente de los chismes con tus compañeros amapostres del trabajo) poniendo en tu cabeza (¡literal!) que debes hacer lo que siempre haces: ¡Salir y comprar ese pastel!

Nosotros los humanos no somos siempre racionales (revisa el Hábito 3 para mayor información de lo irracional en la toma de decisiones, ¡en especial en la mesa de bufé!). Es frecuente tomar decisiones que no nos sirven muy bien y nos arriesgamos de manera innecesaria. Pero si quieres bajar de peso o mantenerte delgado, serán más las veces que eliminas el comportamiento automático que las que no. Debes reflexionar más al planear para que las buenas decisiones sean más fáciles en ese cerebro viejo y cansado que tienes.

Pero también recuerda, no estás a merced de tus malos hábitos. Cuando haces un plan para retos y situaciones, cuando piensas sobre cómo te quieres comportar en momentos que siempre sabotearon tu voluntad en el pasado, crea nuevos comportamientos automáticos. Planea de manera que logres crear nuevos… ¡y buenos hábitos! Antes de que lo notes, escoger lo saludable (el comportamiento promotor de perder peso) se volverá automático, será rutina. Esto es lo que hacen las personas delgadas. Ponen sus cerebros en el pensamiento automático de pérdida de peso a través de planes de contingencia. Preparan de manera consciente nuevas rutinas para remplazar las malas.

TU CEREBRO EN PLANES

Te presento a Peter Gollwitzer, profesor de psicología de la Universidad de Nueva York y tal vez el pensador líder en programación mental y psicología de motivación. Hizo todos los estudios importantes en los atributos complejos de la formación de hábitos. De manera más específica, ha investigado por qué la mayoría de las personas hace planes erróneos. ¡Tenemos mucho que aprender de él!

Como psicólogo joven, Gollwitzer se fascinó con el tema de las metas, decisiones e intenciones: ¿Cómo las formamos? ¿Por qué algunas veces actuamos respecto a ellas y otras no? ¿Por qué parecen tan difíciles de alterar?

Por décadas, los psicólogos que estudiaron estas cosas creían que el logro de una meta era una reflexión o dependía de qué tanto queríamos ese objetivo. Pero cuando Gollwitzer empezó a experimentar, pronto se dio cuenta de que con sólo tener una meta y querer lograrla no era suficiente. Ya sabes bien esto, ¿cierto?

Así que se preguntó: ¿Qué hace la gente que sí alcanza sus metas? ¿Cuál es el patrón? ¿Qué hacen diferente para ser más exitosos que otros?

Gollwitzer tenía una corazonada: se trababa de la claridad y los detalles en el plan hacia una meta. Vio que la mayoría de las personas tienden a enfocarse en el objetivo general, sin pensar en las submetas y los planes para lograrlo.

En un experimento que evaluó su idea y probó su pensamiento,[5] Gollwitzer y sus colegas investigadores reclutaron un grupo de estudiantes universitarios que se preparaban para las vacaciones navideñas. Antes de ir a casa, de tener comida hecha por mamá, ropa limpia y en general, de recuperar todas sus horas de sueño, se les asignó la tarea de escribir un reporte de cómo les iba en sus vacaciones. Se les pidió terminarlo dentro de las 48 horas de la temporada navideña y lo mandaran al equipo de Gollwitzer.

Pero… antes de irse, a la mitad de los estudiantes también se les pidió un plan detallado para completar su reporte. Se les dio la instrucción de escribir cómo, cuándo y dónde completarían el ensayo. Dicho de otra manera, que pensaran cómo planeaban implementar su intención para esa tarea.

A la otra mitad, el grupo de control, no se le pidió nada.

Los resultados fueron evidentes: Cuando llegó la hora de la entrega, tres cuartas partes de los estudiantes que "implementaron la intención" escribieron su reporte y sólo un tercio de los estudiantes del grupo de control lo hizo.

SI / ENTONCES

Gollwitzer y su equipo explicaron la ayuda de la "implementación de intenciones". Es un tipo de trabalenguas, así que prefiero llamar a esta estrategia que ayuda a planear la declaración de si/entonces. Y en realidad esta sentencia es un acuerdo contigo. Por ejemplo: si tuviera que ir a la fiesta, entonces estaré cerca de las *crudités* (verduras crudas); si me quedo en un hotel, entonces dejaré la llave del minibar en la recepción; si tengo una junta mañana en la tarde, entonces diré a la recepcionista que me llame temprano para que primero vaya al gimnasio que está abajo.

¿Entiendes la idea?, debes pensar más allá y planear de modo que sepas qué te ayudará a alcanzar tus metas tan minuciosamente como lo harías con cualquier otro esfuerzo en tu vida.

Y entre más específico y medible, mejor. Hacer planes vagos y a largo plazo como "algún día voy a atravesar el país manejando", está bien para soñar despierto o crear tu lista de cosas por hacer antes de morir, pero tienen un valor dudoso cuando se trata de alterar tu actividad mental del día a día. Como ya viste, toda la ciencia apunta a la efectividad de los planes específicos y a corto plazo.

Considera la fiesta de la oficina a la que irás mañana después del trabajo. ¿Cuál plan crees que sea más específico y medible? ¿Y cuál necesita mayor energía?

A. "No voy a comer de más en la fiesta. Tampoco me pondré borracho."

B. "Si hay bufé, iré a la sección de ensaladas primero y me serviré tres veces antes de cualquier otra cosa. También limitaré mi consumo de alcohol a dos copas de vino."

¡Ya sabes la respuesta! El plan B ciertamente es más medible y específico. Y aunque tal vez al principio pienses que la concentración necesaria para contar platos de ensalada y tragos usa más energía cerebral que la advertencia de comportarte, el plan B representa menos trabajo para tu cerebro porque tiene una idea clara de acción. Te da órdenes específicas. Sin adivinanzas. Sin estrés mental.

Cuando eres específico en tu plan, es decir, cuando X confronta a Y, le permites al cerebro conservar energía porque ya decidiste tu acción anticipadamente. Al hacerlo de manera repetida, creas una ruta neurológica que a su vez motiva un comportamiento automático que conserva más energía. En otras palabras, cuando tienes el hábito de hacer algo, no te detienes a pensar, lo haces sin dudar. Si tienes una ruta neurológica de instrucciones para ordenar en tu restaurante de comida china favorito, no necesitas leer todo el menú. Tienes el hábito de ordenar lo de siempre (pollo con verduras, sin arroz... ¡Por favor!)

El cerebro, alguna vez experto en contingencias, prefiere acciones ya determinadas y puntuales para situaciones específicas, ¿recuerdas? Conserva energía con un patrón de pensamiento si X entonces Y. Un plan demasiado vago, sin consecuencias, requiere reevaluar de modo constante, es decir, muchas veces durante los sucesos, incluso en el escenario de la fiesta de oficina. Esto es un gasto serio de energía cerebral. Bajar tu energía (estar exhausto mentalmente), hace tus decisiones saludables menos responsables.

En épocas recientes se hizo una megarrevisión de los 94 estudios (algunos suyos, muchos de otros) de la investigación del doctor Gollwitzer.[6] En ella se descubrió que el proceso para hacer hábitos "si/entonces" funciona con cualquier problema de comportamiento en la vida moderna, desde dejar de fumar hasta impuntualidad crónica, ¡incluso reciclar! Otra vez, entre más específico seas al preparar un pensamiento si/ entonces, mejor. De verdad funciona. ¡Prepárate para planear!

APROVECHA LA SUPERCOMPUTADORA QUE TIENES ENTRE LAS OREJAS

Ahora te presento a Heidi Grant Halvorson,[7] investigadora de lo que llamo "laboratorio de la fuerza de voluntad", también conocido como Motivation Science Center (Centro de Ciencia de la Motivación) de la Universidad de Columbia.

Halvorson y sus colegas llegaron a una conclusión interesante parecida a la de Gollwitzer: el cerebro opera como una supercomputadora. Trabaja organizando los unos y los ceros de un programa de software para darle sentido (y que funcione bien). Tu cerebro es una computadora de contingencias tipo si/entonces.

Desde que naces, tu cerebro recolecta información, la interpreta y genera una respuesta apropiada con base en experiencias pasadas (y en reacciones de tu comportamiento). Luego, archiva la interacción y guarda la solución para usarla cuando se presente una situación similar. Ésta es la esencia del "comportamiento aprendido". Nuestros hijos aprenden expectativas y comportamientos apropiados de nosotros y los archivan para usarlos en el futuro. Cualquier padre de familia que diga una grosería delante de un pequeño sabe que aprenden igual de fácil los comportamientos inapropiados. Esto lleva a situaciones vergonzosas cuando el niño repite el lenguaje florido de papá o mamá... ¡en situaciones "similares"!

Conforme creces y maduras, archivas más y más opciones de si/entonces y las usas en todo momento. Con el tiempo, el cerebro se vuelve mejor y mejor en "escanear" tu ambiente buscando el si (una señal específica) y más eficiente y rápido en implementar tus nuevas rutinas de entonces.

¡Y *voilà*! Muy pronto la práctica de los si/entonces te da un nuevo hábito: una conexión poderosa e inconsciente entre tu situación específica y tu respuesta específica. De manera lenta pero segura, conforme aplicas tu nuevos entonces a los viejos y conocidos si, te beneficias de una pausa mental. Como sucede con cualquier cambio (en este caso los nuevos entonces) hay una pequeña interrupción de energía, esto te da un momento extra para inyectar ahí tu nueva táctica antes de que entre la vieja en automático. Llámalo el botón de "¿estás seguro?" ¡Usémoslo!

PIENSA EN PEQUEÑO

Otra manera de plantear ser específico es pensar en pequeño. No hablo de una talla de pantalones más pequeña (aunque comprendo que también quieres eso). No, hablo de dividir tu meta general en varias pequeñas, manejables y medibles.

Aquí hay un ejemplo. El primero de enero de cada año miles de personas se proponen bajar de peso. A lo mejor lo hiciste el año pasado. Dijiste: "Bajaré cinco kilos de aquí a un año." Es una buena meta. Pero si no lo lograste, seguro se debe a que, más allá de las ganas de bajar de peso, no tenías un plan concreto para sustentar esa meta. Debiste dividirla en subcomponentes.

Especificar más esos propósitos sustentará mejor el objetivo general. Es decir, "haré más ejercicio" y "comeré menos carbohidratos".

Pero claro que cada una de esas submetas puede subdividirse a su vez y tener sus propios propósitos prácticos. Usando el ejemplo del ejercicio, una submeta podría ser "caminaré 10 000 pasos al día", que a su vez podría subdividirse en "compraré un contador de pasos y usaré las escaleras en el trabajo".

¿Ves lo que haces con esto? Creas una serie de pasos más pequeños que te llevarán al objetivo mayor. Luego, escribe un plan de si/entonces para cada uno de ellos.

Veamos tu objetivo de bajar de peso como un diagrama de metas y sub-metas:

BAJARÉ 5 KILOS EN UN AÑO.
(META)

Para lograrlo... seguiré una dieta
baja en carbohidratos.
(submeta)

Para apoyar eso... comeré al menos un
vegetal en cada comida.
(submeta)

Para estar listo... compraré al menos un kilo de
verdura fresca el fin de semana y la guardaré lavada y
picada para usarla en las comidas de la semana.
(submeta)

↓

Para usar esas verduras... probaré una receta nueva,
baja en carbohidratos, a la semana.
(submeta)

¡Ahora en verdad tienes un plan para alcanzar tu meta!

PIENSA POSITIVO

La forma en que declaras tus si/entonces también es importante. Y la clave está en ser positivo. Cuando usas palabras negativas (como no, no haré, no debo), estás reforzando/recordando el comportamiento que quieres desactivar u olvidar. En otras palabras, enfatiza el comportamiento que vas a añadir a tu repertorio en lugar de repetir el que quieres detener.

Por eso, debes decir: "Usaré las escaleras en el trabajo" en lugar de "dejaré de usar el elevador." O, para usar el ejemplo del diagrama de arriba, declara: "compraré y cortaré verduras" en lugar de "dejaré de comer tantos carbohidratos". Es un ajuste bastante simple. Si empiezas a hacerlo de modo intencional, pronto se transformará en algo natural (¡en un hábito!).

PLANES DE CONTINGENCIA EN ACCIÓN

Scott Flanary es como mucha gente joven que se muda a Los Ángeles o a cualquier ciudad grande. Llegó para darle un impulso a su carrera profesional, descubrir cosas nuevas y hacer nuevos amigos. Pero las ciudades grandes también son lugares complicados y Scott no fue el primero en tener problemas para acoplarse y lidiar con todos los cambios en su vida. Comenzó a comer de más.

EL MEJOR AMIGO DEL HOMBRE
(¡y de la mujer!)

La doctora Heidi Halvorson no sólo es académica con un pizarrón que estudia la motivación en un laboratorio. También tiene problemas como tú y yo.

Ella misma dice: "El 2003 no fue un buen año para mí. Cumplí 30, me separé de mi primer esposo y viví la angustia casi constante de no encontrar trabajo antes de que mi beca de posdoctorado terminara... Comía lo que se me antojaba, dejé de hacer ejercicio por completo y rápido aumenté de peso. Muy seguido, salía a algún bar con mis amigos y tomaba de más. A veces dormía hasta el mediodía. Mi departamento era un desastre. Mi trabajo decayó. Gasté dinero de manera impulsiva, creía que la ropa nueva y las cenas en restaurantes caros me harían sentir mejor y acabé con mis ahorros. Fue el peor momento de mi vida y me sentía miserable." ¿Qué le dio un giro a las cosas? Algo que requirió hacer planes de contingencia como si una vida dependiera de ella... porque así fue: consiguió un perro. Tener a ese cachorrito le demandaba nuevos planes si/ entonces para cuidarlo.

Debía crearse el hábito de darle de comer y sacarlo a caminar. Necesitaba tiempo para jugar con él y bañarlo de vez en cuando. Había que vigilarlo para que no mordiera los muebles o algunos "tesoros". En sus propias palabras: "Ejercité mi autocontrol para cuidar a ese perro." Y el autocontrol en ciertas áreas de la vida de una persona (en especial cuando te sientes mal o deprimido por muchas cosas) aumenta la confianza, que te da fuerza para enfrentar otros retos de comportamiento. Es lo que podríamos llamar una "cadena de confianza". ¡Justo lo que necesitas!

Piensa en Halvorson. Se topó con una manera de crear hábitos saludables, incluso rodeada de cosas negativas y tentaciones. Sus ecuaciones de si/entonces se veían así:

"Incluso si salgo tarde de trabajar, sacaré a pasear al perro."

"Si el perro necesita morder algo, lo llevaré al parque a buscar un palo que pueda masticar."

Pero esta manera de pensar pronto comenzó a penetrar su proceso de toma de decisiones en otras áreas problemáticas de su vida. Además, ¡tener una bola de

> pelos vivita, coleando, ladrando y recordándole que era
> su prioridad también ayudó! Al procesar los si/entonces,
> volvió a ganar el control sobre su vida: su carrera des-
> puntó, mejoró su salud y bajó de peso.

Scott ya había subido de peso en el pasado. Pero ahora, con 18 kilos de sobrepeso, cayó en el círculo vicioso
de engordar-avergonzarse-engordar más (o error-remordimiento-atracón). Así lo recuerda: "Estaba soltero,
deprimido y gordo. Algo tenía que cambiar."[8]

En el trabajo experimentó lo mismo que muchos:
un ambiente de alimentos poco saludables, en especial
en las opciones cercanas para salir a comer. Explica:
"Salir a comer con mis compañeros era imposible. Siempre íbamos a algún lugar con pocas opciones saludables: ¡pizza, pizza, pizza!" Y a Scott le gusta la pizza.
¿A quién no? Así que, ¿qué opciones tenía?

Podría planear algo así: "Si vamos a las pizzas,
entonces voy a pedir una pequeña de vegetales." O:
"Si vamos a las pizzas, entonces beberé dos vasos de
agua para llenarme antes de que la traigan."

Pero Scott además intentaba dejar el pan. Y la
masa es pan. Así que necesitaba formular un plan no
para comer menos pizza, sino para comer otra cosa.
Debía ser específico y declarar sus propósitos de manera positiva.

Un día, mientras miraba el calendario de reuniones de la oficina (y pensando cómo sobreviviría sin subir otros 20 kilos) tuvo una idea. Decidió dejar de encontrarse a merced de lo que otros escogieran y cambiar de restaurante cuando hubiera oportunidad. Hizo una lista de restaurantes cercanos que sí eran saludables y tenían platillos que le ayudarían a lograr sus metas. Puesto en términos de si/entonces: "Si sugieren que vayamos a comer al lugar de pizzas, entonces revisaré mi lista para sugerir otra opción saludable."

"Ahora no tengo problema en preguntar: 'Oigan, ¿a dónde vamos? ¿Podemos probar otra cosa?' Al principio requiere trabajo, pero vale la pena," asegura. "Hay algo en juego. Con el tiempo [ser el tipo que sugiere lugares nuevos] se volvió parte de mi identidad. Para ser honestos, ahora no tengo ningún problema con ser quien sugiere algo diferente y quizá un poco menos práctico. De verdad vale la pena."

Poco a poco Scott aplicó su método de planeación a otros retos: "Si salía de vacaciones, entonces investigaba los restaurantes del lugar." Incluso tenía un plan de contingencia para la comida en las citas: "Si voy a una cita, comeré algo antes para no tener tanta hambre cuando ordenemos."

TAREA

Saca papel y lápiz y escribe cinco o más de tus metas relacionadas con la comida y el ejercicio. Usa flechas simples como te mostré arriba (en el esquema de la página 59) para dividir tus metas en tantas submetas como sea posible. Que sean específicas y positivas.

Ahora que las tienes claras, piensa en las situaciones que pueden convertirse en obstáculos, esos escenarios para los que necesitas planes de contingencia. ¿Estás en blanco? A continuación verás muchas ideas… ¡recolectadas de personas reales como tú!

Siempre lleva tus planes de contingencia de comida y ejercicio (en la bolsa o en tus notas del celular) y escribe cada vez que surja una situación nueva que no imaginaste. Si es un obstáculo para alcanzar tus metas, si te da problemas, entonces necesitas un plan de contingencia para manejarlo.

SI TE QUEDAS EN BLANCO

Aquí tienes algunos enunciados de si/entonces positivos y específicos por si quieres comer mejor o hacer más ejercicio. ¿Alguno te sugiere una idea para tu vida?

PLANES DE CONTINGENCIA PARA
ALCANZAR LA META DE COMER MEJOR

"Si me invitan a una fiesta donde sé que habrá botana, sólo comeré lo que quepa en un plato chiquito y nada más."

"Si tengo antojo de algo salado, comeré un puñado pequeño de nueces sin sal."

"Si voy al cine, llevaré chicles para masticarlos cuando pase frente a las palomitas y no caer en la tentación."

"Si estoy aburrido en casa y quiero algo de comer, mejor haré alguna posición de yoga." (Ver páginas 149-170)

"Si debo ir al súper, voy a comer o botanear algo saludable antes de salir."

"Si estoy luchando contra un antojo, tomaré un vaso de agua de inmediato."

"Si sé que estaré ocupado todo el día en el trabajo, empacaré porciones pequeñas de nueces o una manzana en caso de que se me antoje algo salado/dulce."

"Si me invitan a salir, pediré un *spritzer* de vino blanco con mucho hielo y lo beberé muy lento."

"Si estaré ocupado todo el día, me aseguraré de tener una botella de agua a la mano todo el tiempo."

"Si en la tarde tengo antojo de una bebida dulce, me prepararé un vaso de agua mineral con unas rebanadas de jengibre y un *twist* de limón o menta fresca picada. Otra opción es una taza de té."

"Si voy a una fiesta de cumpleaños y de pronto termino con una rebanada de pastel en las manos, comeré tres bocados pequeños y tiraré el resto."

"Si en verdad necesito comer chocolate, me permitiré cuatro cuadritos de chocolate oscuro orgánico que tenga al menos 70 por ciento de cacao."

"Si en la tienda considero comprar algo que no debo, leeré los ingredientes de la etiqueta en voz alta de principio a fin antes de comprarlo."

"Si me siento con flojera después de la comida, iré caminando a una cafetería y me compraré un *expresso*."

"Si estoy estresado por la comida, cerraré los ojos y respiraré profundo."

PLANES DE CONTINGENCIA PARA LOGRAR LA META DE EJERCITARTE CON MAYOR REGULARIDAD

"Si salgo en coche a comer con amigos, me estacionaré a cierta distancia del restaurante para caminar antes y después de comer."

"Si pierdo el entusiasmo por mi clase regular, probaré una nueva en el gimnasio durante tres semanas seguidas."

"Si estoy muy cansado para mi entrenamiento, entraré a algo menos pesado como yoga suave o *stretching* (estiramiento), en lugar de saltarme el ejercicio de ese día."

"Si me preparo para dormir, pondré la correa de mi perro en la mesita y así estaré listo para el paseo matutino."

"Si espero en la fila, me pararé en una pierna todo lo que aguante y luego cambiaré a la otra."

"Si paso mucho tiempo sentado, pondré una alarma para levantarme a dar una vuelta cada hora."

"Si salgo a cenar con amigos, les diré que estoy adoptando la costumbre italiana de caminar para bajar la comida y los invitaré a venir conmigo."

"Si estaré con alguna amiga que hace tiempo no veo, buscaré alguna actividad física divertida y la invitaré a que me acompañe."

"Si me siento con flojera, pondré una alarma y aguantaré en posición de plancha durante 20 segundos."

"Si necesito una larga conversación con un amigo, sugeriré que caminemos juntos."

"Si necesito ideas para una cita, sugeriré salir de excursión o caminar por la playa."

4

Hábito 2: retrocede de manera consciente

Si hiciste la Tarea del Hábito 1, ahora tienes varias declaraciones de si/entonces para enfrentar las situaciones destruye-metas. Bien. Sigue trabajando el músculo mental entre las orejas y descubrirás que te fortaleces cada vez más ante las tentaciones.

Pero seamos realistas, habrá veces en que fallarás a tu propósito de no comer postre o hacer ejercicio. Esto es completamente comprensible. Sabes que no cumplirás al 100% porque no eres un robot, ¿recuerdas? ¡La gente delgada tampoco es perfecta!

Lo que importa es cómo lidiar con estos errores inevitables. Tú:

A. Ves tu equivocación como la máxima señal de que
nunca perderás peso, no tienes esperanza ni remedio, mejor te rindes ahora y te comes otro *brownie*,
malteada, platón de pasta, dejas el gimnasio, o…
B. Perdonas tus imperfecciones, le dices a tus demonios internos que se vayan al infierno y pones manos
a la obra para llegar a la meta de una vida saludable.

"A" es la respuesta automática e irracional. "B" la respuesta considerada y racional. No hay ninguna sorpresa: la
gente delgada y saludable escoge la opción "B". Entiende que comerse dos rebanadas de pastel de chocolate
en la fiesta de anoche fue más del doble de su ración,
pero no es el fin del mundo. Están bien conscientes de
que darse el gusto de sentarse en el sillón todo el fin
de semana viendo Netflix y comiendo palomitas no está
a la altura de sus metas saludables, pero pueden supe-
rarlo y hacerlo mejor mañana (empezando por desarrollar un par de estrategias nuevas de si/entonces para
fiestas o películas).

Por eso ahora viene la pregunta obvia: ¿Cómo
borrar tus respuestas automáticas e irracionales y ser
más considerado y racional? Bueno, si el remordimiento te manda derechito a tus respuestas típicas y cómodas (al refrigerador, al carril de autos de comida rápida
o al sillón de tu sala) el antídoto es retroceder de ma-

nera consciente. Retroceder es el proceso mental con el que dirigirás una luz brillante a tus pensamientos irracionales para iluminarlos y analizarlos por lo que son y lo que no. Y esto, amigos míos, ¡es algo que se puede volver hábito!

EL ORIGEN DEL PROBLEMA

Primero, reflexionemos para descubrir qué pasa cuando eres irracional. Tal vez piensas: "El mundo entero me está viendo" o "todos creen que soy un perdedor." Lo irracional sobre cualquiera de estos dos enunciados es que el mundo entero no te está observando (es físicamente imposible) y a todos en realidad no les importa mucho tu vida privada. ¿Por qué dejas que estos pensamientos te roben la realidad?

Parte de la respuesta es que de seguro creaste una conexión neurológica uniendo la experiencia de cometer un error a la reacción de culpa, remordimiento o vergüenza. Arraigaste un patrón en tu cerebro para ese pensamiento automático. Y recuerda, una vez plantado, tu cerebro toma el atajo, es decir, el camino más corto para ahorrar energía.

Es posible que el principio que forma tu patrón mental personal de error a remordimiento viene de muy atrás, cuando eras niño. Quizá un adulto te gritó y te hizo sentir supermal alguna vez (o muchas veces). O es posible que alguien en tu vida (una esposa, un jefe, un "buen" amigo) te critique todo el tiempo y en algún punto empezaste a creer que lo que decía era cierto.

No hay duda, el pensamiento irracional que te llena de remordimientos tiene causas que pueden encontrarse a través de la psicoterapia profesional (tal vez tardarás años). No hay nada de malo en descubrir la experiencia formativa o entrar en la memoria para descubrir el origen de todo. ¡Saber es poder! Pero mientras platicas en el diván, estrujando tus manos y acabando con la caja de pañuelos de tu loquero, tal vez también encuentres útil sentarte y examinar tus pensamientos desde otra perspectiva. Considera el conocimiento del doctor Aaron Beck (e Ivy Leage) psiquiatra clínico considerado el padre de la terapia cognitiva-conductual (TCC). Para mí es el padre del Retroceder.

En etapas tempranas, Beck parecía destinado a una carrera en psicoterapia tradicional, donde las personas se recuestan en un diván y el psicoanalista escucha con atención en una silla, reflexionando e interpretando lo que dice el paciente.

Pero un día, tuvo una fuerte corazonada.[9] La paciente en el diván le confesó sus aventuras sexuales y la ansiedad que sentía por ellas y él psicoanalizó muy bien la conexión entre los pensamientos prohibidos y la ansiedad inconsciente. Parecen progresar al mismo tiempo. Más allá de la felicidad que le producían estos descubrimientos, su paciente también parecía tranquilizada.

"Tenía miedo de aburrirte." Explicó.

Beck se sorprendió por este comentario y lo aprovechó. Cuando la presionó para que le dijera cuánto tiempo estuvo preocupada de aburrirlo, admitió: "Todo el tiempo." Además, reveló: "Lo pienso cuando vengo a terapia y también cuando estoy con los demás." En otras palabras, para ella preocuparse por si es o no aburrida ¡nublaba todos los otros pensamientos acerca de sí misma!

Se le prendió el foco. Después contó la historia: "Entonces se me ocurrió que había dos tipos de comunicación: interna y externa. La interna se refiere a los pensamientos automáticos que la gente tiene sobre sí misma y por lo general no comparte. Por el otro lado, la externa son los pensamientos que casi siempre se expresan o surgen en el psicoanálisis y son los que la gente usa para comunicarse con los demás." En este punto, Beck notó que lo que no decimos en voz alta puede ser más útil que lo que sí decimos. Descubrió que nuestros pensamientos automáticos nos impulsan de manera silenciosa pero poderosa. Se dio cuenta de que

necesitaba alentar a sus pacientes a influir en sus propios pensamientos internos, automáticos y silenciosos
para cambiar su comportamiento arraigado por tanto
tiempo. Para hacerlo explicó: "Los reacomodé [en una
silla], es decir los senté derechos para tener un diálogo."
Era un proceso a través del cual el doctor y el paciente
encuentran maneras de interrumpir esos pensamientos
internos y automáticos. ¡Así nació la terapia cognitivo-
conductual!

En la actualidad parece muy simple para nosotros,
pero lo que Beck identificó era el círculo vicioso de sucesos malinterpretados que conducen a pensamientos
irracionales que provocan emociones negativas y diri-
gen a un comportamiento dañino, el cual te lleva a un
pensamiento irracional y así sigue… Y aunque Beck
no hablaba de modo específico de la pérdida de peso,
el círculo que detalló es muy, muy, ¡muy problemático
(como tú bien sabes) cuando intentas perder peso!
Este círculo se ve así:

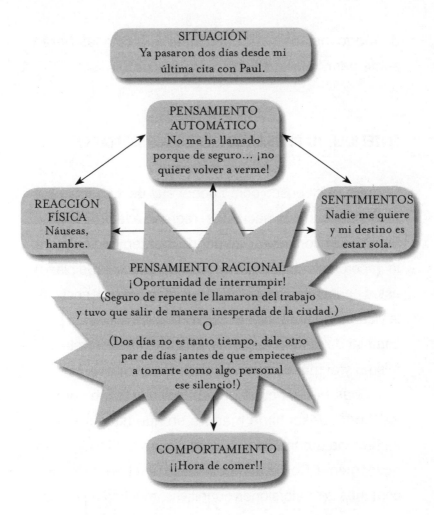

Sentirse abandonado, no querido o inseguro nos manda derechito al comportamiento dañino que, a su vez, nos conduce al círculo vicioso del remordimiento. Las personas delgadas interrumpen las conexiones irracionales entre situaciones estresantes o tristes para que ese remordimiento, desilusión o vergüenza no las lleven de modo instantáneo a acciones que sólo las harán sentir peor.

ENTENDER TU PENSAMIENTO DISTORSIONADO

Cuando Beck buscó cómo poner sus descubrimientos en acción con sus pacientes, regresó a la proposición básica: Sin considerar de dónde "surgen originalmente" (acercamiento tradicional de la terapia a largo plazo) estos pensamientos automáticos, su mera presencia en la vida actual del paciente es información suficiente para cambiar de manera fundamental cómo se interpreta a sí mismo y al mundo que lo rodea.

Más tarde, acuñó el término "distorsión cognitiva"[10] para describir la manera en que nuestros pensamientos automáticos se convierten en irracionales rápidamente. Con el tiempo, detalló una lista de formas comunes de distorsiones cognitivas, muchas de la cuales se traslapan y complementan unas a otras.

Otra vez: Saber es poder. Conocer estos quince procesos típicos de pensamiento es el primer paso para detenerlos. Revisa la lista de abajo, no son los términos psicológicos que usó Beck, pero la esencia está intacta. ¿Te reconoces en algún ejemplo?

1. USAR UN MAL FILTRO

Ves todos los detalles negativos, los exageras y ni siquiera te das la oportunidad de considerar el aspecto positivo de una situación.

Ejemplo: Susan ha trabajado muy bien durante seis meses en su programa de ejercicios. Revisa su progreso cada mañana en el espejo y en la báscula. Es obvio que ha perdido algo de peso y sus brazos y piernas se ven más tonificados que nunca, pero su abdomen no ha bajado como ella quería. En lugar de reconocer su progreso (lo cual la haría sentir bien sobre sí misma y le daría más energía), se concentra en la medida de su cintura, dejando que el "punto conflictivo" sea el filtro para interpretar el éxito (o fracaso) de sus esfuerzos. Esto la deprime y pierde entusiasmo por su entrenamiento.

TU CEREBRO AVERGONZADO

En 2010, investigadores de la Universidad de Aston en Inglaterra[11] hicieron un descubrimiento que iluminó un poco más lo que pasa en tu cabeza cuando experimentas vergüenza. Analizaron el cerebro de gente expuesta a reflexiones, críticas y comentarios negativos y denigrantes. En resumen: avergonzaban a esta gente y luego veían el efecto en su actividad cerebral. En las imágenes, las áreas de actividad (las que muestran las partes del cerebro involucradas) aparecieron en las regiones conocidas como corteza orbitofrontal lateral izquierda, corteza prefrontal lateral izquierda, corteza prefrontal dorsolateral y corteza temporal inferior. Si quieres, busca estos términos científicos y sofisticados. O créeme cuando te digo que estas regiones se relacionan con lo que se llama "procesamiento de error" y "estados defensivos" (respuestas), ya sea ansiedad (lucha) o depresión (huida). Humillar al cerebro y generar la emoción de vergüenza es lo mismo que estar ansiosos o deprimidos. ¡Hablamos de tener pensamientos infelices!

Por el contrario, cuando los mismos investigadores expusieron a sus sujetos de estudio a reflexiones auto-tranquilizantes y halagadoras, diferentes partes del cerebro se iluminaron. Esta vez, en las imágenes, las áreas de actividad aparecieron en el polo temporal izquierdo e ínsula, regiones por lo general asociadas a la empatía y a la compasión por los demás. El cerebro usa las mismas áreas cuando trabaja la compasión y la amabilidad hacia uno mismo o hacia los demás.

Al saber esto, y estar conscientes de que puedes manipular tu cerebro al ser intencionado y reflexivo sobre la calidad de tus pensamientos, ¿por qué te hablarías de manera tan cruel? ¿Qué le aconsejarías a tu mejor amigo si te confiara que se atascó de comida chatarra todo el fin de semana? ¿No le dirías que se perdone y regrese a la vida saludable sin mirar atrás? Sí, yo sé que lo harías.

Muy bien, ¿serías más tolerante contigo mismo por la falta de fuerza de voluntad? Tal vez no. Pero aprenderás. Lo que pienses sobre ti es verdad, así que piensa cosas amables.

2. PENSAMIENTO EN BLANCO Y NEGRO

No ves las áreas grises de una situación. Eres perfecto o un fracaso. ¡No hay puntos medios!

Ejemplo: Jane ha seguido su dieta con éxito durante tres semanas, pero metió la pata y comió una galleta en la junta semanal de la oficina. En lugar de ver esa galleta como un incidente aislado (una pequeña desviación en su camino de... ¡tres semanas de dieta exitosa!) observó su error bajo un esquema del todo-o-nada. Permitió que una sola galletita la estropeara por completo. ¡Todo se perdió! Se comió otras cinco galletas en la junta, compró un bote de helado camino a casa y pidió una pizza para cenar.

3. GENERALIZAR EN EXCESO

Si algo malo pasa una vez, crees que siempre será así.

Ejemplo: Steve ha cuidado su dieta y programa de ejercicio por un tiempo. Ya perdió peso y se ve bien, pero todavía le preocupa no ser atractivo para las mujeres.

Juntó valor y le preguntó a una chica si quería salir con él. Fue una cita agradable, pero era obvio que no había química sexual entre ellos. En vez de aceptar que es algo muy natural (digo, la química sexual no se despierta con todo el mundo) y ganar confianza por regresar al círculo de las citas, sólo concluyó que la mujer no se sintió atraída por él. Se dijo a sí mismo que nunca encontraría el amor porque era demasiado gordo y feo. La vergüenza se estableció. No tuvo otra cita en un año.

4. LEER LA MENTE

Crees que adivinas lo que la gente piensa de ti y por qué actúa de tal o cuál forma. ¡Y sin ninguna evidencia!

Ejemplo: Lindsey compró un nuevo *outfit* para inspirarse y no salirse de su dieta. Descubre un par de *jeans* que le encantan pero no encuentra su talla. Se acerca a una de las vendedoras y le pregunta si tiene más grandes. Un minuto después ve a la señorita cuchicheando con otra. Las dos la miran. En realidad discuten si pueden darle a Lindsey los *jeans* de su tamaño que están en la bodega porque los apartó la hermana de una de las vendedoras, pero Lindsey asume que critican su peso y se burlan de su talla. Avergonzada deja la tienda antes de que la vendedora regrese con las buenas noticias de que… ¡sólo queda un par de su tamaño!

5. EXAGERAR O HACER DE TODO UNA CATÁSTROFE

Exageras todo. Haces tormentas en un vaso de agua. Siempre esperas lo peor de cualquier situación.

Ejemplo: John lleva tres meses en un nuevo régimen de ejercicio. Empezó a sentirse muy bien y a disfrutar la nueva definición de sus brazos y hombros; un día fue demasiado entusiasta con el *press* de banca y sintió un ligero tirón en el hombro. Al día siguiente le dolía un poco así que decidió descansar unos días. Luego empezó a obsesionarse. Movía su brazo para revisar si el dolor seguía allí, lo que agravó la lesión. Buscó en internet la anatomía del hombro y se aterró por la posibilidad de haberse lesionado el manguito rotador (juro que así se llama). Según él, esto lo inmovilizaría por meses y lo regresaría a ser un gordito de brazos débiles. Al sentirse desilusionado por completo, John dejó de ir al gimnasio.

6. JUEZ Y JURADO

Piensas que todo lo que la gente dice o hace es una reacción hacia ti, casi siempre mala, por cierto. Entonces te comparas con los demás y estableces una idea contra eso que (de manera falsa) te juzga.

Ejemplo: Anne busca a alguien que la ayude a mantener su objetivo saludable de caminar una hora dos veces a la semana. Invita a su compañera de trabajo

Lucy y ella acepta. Durante la caminata le cuenta que corre maratones. Anne se mortifica, asume que es tan lenta que la está atrasando y de seguro aburriendo. Cuando Lucy le dice a Anne que disfruta mucho caminar y charlar, no le cree y pasa el resto de la caminata preocupada de que piense que es gorda, no está en forma y compara sus piernas con las de Lucy.

7. CONTROL-ISMO

Debes tener el control... ¡incluso sobre cosas que no puedes controlar! Si no puedes, sientes que fallaste, eres débil y caes en un círculo de error-remordimiento-atracón.

Ejemplo: Ken lucha para mantener su rutina en el gimnasio. Una mañana quería quedarse recostado en el jardín y leer, pero se obligó a cumplir con su entrenamiento y manejó hacia el gimnasio. En el camino se descompuso su coche. En vez de enojarse con el mecánico o con la fábrica... se puso furioso consigo mismo. Se convenció de que era su culpa y gritaba al cielo: "¡Típico de mí!" Creía que "de seguro" había sido irresponsable al mantener su coche, aunque siempre lo cuida, lo lleva al servicio, lo revisa, etcétera. Al final llamó al seguro, pero como su entrenamiento se desfasó, caminó a una panadería cercana mientras esperaba que llegara la ayuda. Una dona se convirtió en dos... y empezó el atracón.

6. LA ILUSIÓN DE JUSTICIA

Sientes que sabes lo que es justo en la mayoría de las ocasiones. Si otros no están de acuerdo o creen lo que tu consideras "injusto" te amargas.

Ejemplo: Tina desayunará en casa de una amiga. Lleva una ensalada y un gran racimo de uvas. Otras dos amigas (delgadas y saludables) también fueron invitadas. Una de ellas lleva una bolsa de papas fritas enorme y la otra una caja de *cupcakes*. Se los comen con entusiasmo mientras exclaman cuánto disfrutan un "mal" premio y un buen chisme. Tina resiente esto porque saben que está a dieta. Les reclama que no es justo verlas comer esas golosinas mientras se priva de ellas… así que se les une.

9. JUEGO DE CULPAS

Siempre hay alguien a quien culpar. Haces responsable a otras personas por tu dolor, lo cual (enfrentémoslo) no siempre es racional, o peor, te culpas de todo.

Ejemplo: Ellen es madre soltera de dos niños y ha luchado con su peso durante mucho tiempo. Su doctor le dijo que si no hace ejercicio corre el riesgo de padecer complicaciones cardiacas. Quiere ser la madre más saludable para sus hijos, así que decide ir al gimnasio los lunes en la mañana e inscribirse a algunas sesiones con un entrenador personal. El primer lunes, uno de sus hijos enferma y lo tiene que dejar en casa de su madre. Hay un accidente terrible en la carretera y está una hora atrapada en el tránsito. Pierde el tiempo asignado al gimnasio y va a trabajar. Se culpa por fallar al primer día de su programa de entrenamiento y se siente una mala madre.

10. LA ILUSIÓN DE "DEBERÍAS"

Tienes una lista secreta de muchas reglas y mandamientos inflexibles sobre cómo deberían actuar los demás. Te culpas si rompes esas reglas y también a los otros si lo hacen (incluso si no tienen ni idea de tus "deberías").

Ejemplo: Hace diez años Dave tuvo en un accidente automovilístico que le dejó un dolor en la espalda permanente. También padece presión alta por su consumo excesivo de alcohol. Además se presiona demasiado en el trabajo. Dave quiere empezar a ejercitarse y su doctor le recomienda unas clases de yoga para sus problemas de espalda y reducir sus niveles de estrés. En lugar de buscar una clase suave apropiada para su edad y sus problemas de salud, Dave se inscribe en un curso de power yoga porque sus "mandamientos" internos estipulan que siempre debe ser capaz de tomar el más fuerte de los retos. Dave se obliga a hacer posiciones difíciles fuera de su alcance que lastiman su espalda. Con mucho dolor termina la clase y cuando sale piensa: Debería ser capaz de hacer esto con facilidad, ¿cuál es mi problema? Al sentirse más estresado que cuando empezó, promete nunca volver al yoga.

11. CONVERTIR SENTIMIENTOS EN "HECHOS"

"Lo que siento debe ser verdad." Si te sientes gordo, lo estás. Si te sientes estúpido, lo eres.

Ejemplo: A últimas fechas Jill descubrió que no tolera la lactosa; la leche, el yogur, el helado y el queso la hacen sentir inflamada y gaseosa. Desde que evita los productos lácteos ha perdido mucho peso. Se ve y se siente fabulosa. Para su cumpleaños, ella y su esposo cenaron en un restaurante italiano que querían probar. Pasaron un rato muy agradable, riendo y planeando vacaciones en Italia para el siguiente año. Atrapada por la festividad, decidió "regalarse" un pedazo de pizza con queso *mozzarella* fresco y además un helado de postre. Camino a casa Jill empezó a sentirse inflamada y gaseosa. Se aflojó el cinturón. Olvidó que el queso y el helado eran la causa probable del problema y empezó a creer que engordaba. Su ánimo se desplomó y peleó con su esposo. Al día siguiente, abandonó su dieta libre de lactosa otra vez... y otra vez y otra vez...

12. LA ILUSIÓN DE CAMBIO

Piensas que las otras personas siempre cambiarán sólo porque las presionas o "convences." Si no lo hacen, tus esperanzas de felicidad se hacen polvo.

Ejemplo: Pam y Geoff están jubilados y hacen todo juntos. Visitan a sus nietos, van al cine, hacen las compras del súper como un equipo y hasta leen el mismo libro para platicarlo después. Una de las cosas que más les gusta es salir a comer. No necesito decir que los dos están del lado de los pesados. Esto le preocupa más a Pam que a Geoff. Así que le sugiere cambiar sus patrones de comida e introducir caminatas diarias a su rutina. Geoff se resiste con vehemencia diciéndole que quiere llevar y disfrutar su vida como lo ha hecho hasta ahora. "¡La vida es corta!", exclama. "¡A nuestra edad deberíamos hacer lo que quisiéramos!" Ella argumenta que sus vidas serán más largas y felices sanos. Pero él se rehúsa al cambio. Pam puede hacer cambios propios dentro de la rutina en común, por ejemplo: ordenar ensalada en lugar de pasta o caminar mientras su esposo duerme la siesta. Pero en vez de eso, concluye que es inútil intentarlo sin Geoff, así que abandona la idea de ser saludable.

13. ETIQUETAS GLOBALES

Generalizas una o dos cualidades en un juicio negativo que debe aplicar a todos... todo el tiempo.

Ejemplo: Deborah creció en una familia militar y fue educada por padres estrictos. Su hermana, Teresa, prosperó y se convirtió en sargento mayor de la Unidad Expedicionaria de Marines de Estados Unidos. Mientras tanto, Deborah luchó con su peso y mostró un talento increíble para decorar pasteles (habilidad que no valoraban sus padres). Con el tiempo se mudó para perseguir su sueño de abrir una pastelería. Como parte de su nueva vida, decidió unirse a un grupo de ayuda para perder peso. Esperaba que la inspiraran, pero cuando entró al salón, se sentó y vio a toda esa gente con sobrepeso, descubrió que los juzgaba por ser débiles y no tener fuerza de voluntad. Concluyó que todos los grupos de apoyo son "sólo para perdedores". Abandonó la reunión, intentando convencerse de que debería perder peso por sí sola.

14. PERFECCIONISMO

Ves el mundo a través de la lente de estar en lo correcto todo el tiempo. Incluso te pones a prueba para demostrar que tienes razón en tus opiniones y acciones.

Ejemplo: Tom es un abogado destacado y un adicto a la comida chatarra. Cuando empezó a salir con una chica del trabajo, decidió que era tiempo de comer saludable y cuidar su apariencia. Investigó todo sobre nuevas dietas y programas de ejercicio. Planeó un régimen austero que incluía *juice fasting* (ayuno de jugos) y correr largas distancias. Cuando la novia de Tom cuestionó lo extremo de sus decisiones y se quejó de que no pasaba mucho tiempo con ella porque siempre salía a correr, Tom insistió en que se acercaba al cuerpo perfecto y a la condición física óptima. Ella trató de decirle que su régimen no era sustentable, pero no la quiso escuchar y la acusó de querer debilitar sus esfuerzos. Ella lo terminó. Tom se etiquetó como desagradable y odioso y regresó a la comida chatarra.

15. LA "REGLA" DEL ¡BIEN HECHO!

Esperas que todos tus sacrificios y trabajo duro sean recompensados y premiados de manera constante (ya sea con palabras o algo tangible). Si no lo recibes, te resientes contra los demás y te denigras por "fallar".

Ejemplo: Jenny tiene un estándar muy alto en todas las áreas de su vida: un trabajo bien pagado, un esposo maravilloso y una casa hermosa. Entrena mucho y se enorgullece de verse bien. Muchas veces recibe cumplidos de gente extraña. A los 42 años, Jenny y su esposo deciden tener un bebé y nacen gemelos. Tan pronto como pudo regresó a su rutina de entrenamiento y siguió comiendo de modo saludable. Pero no pudo remover la última capa de grasa que le dejó el embarazo y se siente abatida cada vez que se ve en el espejo y mira las bolsas de sus ojos. En otra época, haría caso omiso de eso, pero esta vez no. Concluyó que ya no era atractiva. Está celosa de su mejor amiga porque es más joven y bajó de peso muy rápido después de dar a luz. Jenny se castiga por ser una fracasada y empieza a distanciarse de su marido. Comenzó a saltarse entrenamientos y a buscar consuelo en la comida.

DETENER TU PENSAMIENTO DISTORSIONADO

¿Cansado de leer todos estos pensamientos irracionales y distorsionados? ¿Te reconociste muchas veces? ¿Estás listo para empezar a detener esas tonterías y retroceder? ¡Sí, sí, sí, Bob!

Muy bien, es tiempo de hacer una pequeña investigación. Antes de que te molestes y avientes este libro porque estás detectando trabajo, déjame decirte que no me refiero a la búsqueda en la que debes escribir un ensayo.

La investigación de que hablo consiste en reunir información (hechos, evidencia, experiencias actuales o pasadas) que invaliden los mensajes subjetivos y arraigados creados y repetidos. En otras palabras, sólo vas a retroceder un poco ante la situación, observar lo ilógico de tus pensamientos e interrumpir con uno o dos pensamientos racionales que detendrán al negativo el tiempo suficiente para ponerte en una trayectoria un poco diferente. Una positiva en la que seas empático y compasivo contigo mismo. Un camino que pronto generará en tu cerebro… ¡una rutina nueva, positiva, saludable y autocompasiva! *¡Voilà!* He aquí tu Skinny Habit.

Ahora veremos un ejemplo clásico del círculo vicioso de error-remordimiento-atracón y los tres pasos que necesitas para detenerlo:

> Situación: Te pesas en la báscula y por desgracia aumentaste un kilo.

Ahora, de modo inevitable y entendible, percibes una variedad de sensaciones: remordimiento, culpa, vergüenza, frustración, miedo, repulsión, impotencia, debilidad, enojo por lo injusto de todo esto, etcétera. Luego tendrás una ola de pensamientos automáticos y negativos. Por ejemplo: "Mañana, en la fiesta de la playa, todo el mundo lo notará y hablarán de mí el lunes en la oficina." O tal vez: "¡Maldita sea! No importa lo que haga, siempre fracaso."

PASO 1: Fíjate en los pensamientos automáticos que surgen de inmediato después de cada situación: "¡Bravo! ¡Otro ejemplo de mi debilidad!"

PASO 2: Haz una pausa y pon atención sólo a tus emociones. Esto no te toma más de un segundo. ¡Sólo haz una nota mental! El simple acto de observar tu propio patrón de pensamiento a veces es suficiente para cambiar cosas de inmediato.

PASO 3: Revisa la lista de las 15 distorsiones de pensamiento más comunes de las páginas anteriores e identifica cuál (o cuáles) son evidentes aquí. ¿Cuál es el patrón mental destructivo en acción? Otra vez, sólo etiquetar la estupidez puede ser suficiente para apagarla. Pero hay que asegurarnos ¿ok? Sigue al paso 4.

PASO 4: Interrumpe con un hecho que contraataque la distorsión. Por ejemplo: "He aumentado un kilo antes y lo he bajado rápido." También puedes usar este enunciado "basado en hechos" que tal vez no está comprobado por los científicos pero sabemos que es cierto: "Todo el mundo se siente un poco cohibido en traje de baño, lo que significa que de seguro estarán más concentrados en sí mismos

que en mí." O usa el retroceso "multifuncional": imagina qué le dirías a una amiga en la misma situación.
¿Que debe avergonzarse de sí misma? O más bien,
¿la animarías a ver esto sólo como lo que es: un
contratiempo temporal?

El punto de inflexión (lo que cambia las reglas del juego
en este proceso) es la información racional y autocompasiva que usas como balas. En la Tarea de este capítulo…
¡aprenderás a recolectar estas balas! Creo que te asom-
brarás por lo rápido que esto desvía el círculo vicioso
error-remordimiento-atracón. Te sentirás más calmado
y controlado. El autoconsuelo y la autoconfirmación
repetidos y renovados iluminarán regiones del cerebro
que quieres usar (en lugar de las zonas de autocrítica).

DETENER EL PENSAMIENTO… ¡EN ACCIÓN!
Conocí a Amanda Arlauskas en el *set* de la octava
temporada de *The Biggest Loser*. En esa época era
una chica de 19 años enérgica y determinada que venía
de Nueva Jersey. Ganó el tercer lugar del espectáculo
al perder 39 kilos, ¡pesaba 112 y bajó a 73! En verdad era
una joven que inspiraba a los demás.

Pero después Amanda regresó al mismo mundo
que la engordó. En Nueva Jersey, una de las ciudades que más pizzerías tiene, hay tentaciones jugositas

y llenas de queso casi en cada esquina. Además, sentía que vivía en una jaula de oro[12] y que la gente la reconocía, observaba y examinaba cada uno de sus movimientos. "A cualquier lugar al que iba, la gente estaba evaluándome. Ya sabes: ¿Qué está usando? ¿Qué está comiendo? ¿Está engordando?"

Con el estrés y la oportunidad de atracarse con la comida que amaba, Amanda recuperó 18 kilos.

Vamos a analizar esto con más detalle. Ella cometió un error: comer pizza por estrés. En verdad empezó a atacarse mentalmente. Estos pensamientos y sentimientos provocaron y reforzaron las creencias destructivas sobre sí misma. Entonces comía más. Ganó más peso. Así lo narró: "Tuve un colapso total. Pensaba ¿Cuál es mi problema? ¿Siempre lo arruinaré? Mis demonios regresaron." Todo el tiempo tenía pensamientos distorsionados: era culpable de leer la mente (Todo el mundo cree que estoy engordando), adivinar el futuro (Siempre lo arruinaré) y además estaba cegada por la ilusión del "debería" (porque sentía que The Biggest Loser le había dado las herramientas para lidiar mejor con la tentación y el peso).

Pero un día, Amanda tuvo una revelación que desvió sus pensamientos en otra dirección. Vio una foto de cuando estaba delgada. Descubrió que se veía súper bien, muy guapa y le gustó esa imagen. Recordó ser esa talla. "Empecé a pensar, ya sabes, ¡esa soy yo! Es la persona que soy en realidad." Y cuando se puso su "ropa de flaca," notó que le quedaba, aunque no muy cómoda. Se dio cuenta de que todavía estaba cerca de sus metas de peso. ¡No todo estaba perdido!

Así lo describe: "Descubrí que pensaba: Nunca volveré a ser delgada. Soy muy débil. Siempre estaré sola. Pero en realidad tenía 'ropa de flaca' que me quedaba ajustada y un novio que pensaba que todavía me veía muy bien." Usó estas imágenes racionales de sí misma para invalidar el pensamiento viejo e irracional. Cuando se sentía triste por recuperar los kilos perdidos en *The Biggest Loser*, recordó los siguientes hechos del pasado: antes se mantuvo sin subir de peso durante largos periodos de tiempo; su ropa todavía le entraba; había fotos que demostraban que cumplía sus objetivos; todos sus amigos la querían. "Me sentí mejor, ¡lista para derrotar a los demonios que siempre merodeaban en mi cabeza!"

¿Qué pasó con toda la gente maliciosa que la criticaba? Amanda racionalizó esto: "Enfrentémoslo, la mayoría de la gente está tan concentrada en sí misma que ni siquiera nota o percibe a los demás, mucho menos formará un juicio razonable."

Con el tiempo Amanda perdió peso y se mantuvo en forma. No fue fácil. "Entonces me di cuenta de que debía forzarme en hacer algo cuando los demonios regresaran. Tenía que decirme: '¡No! ¡Ésa no soy yo! Lo hechos dicen algo diferente Amanda. Cometiste un error, pero no eres una fracasada.'"

TAREA

Ahora que entiendes el proceso de retroceder, necesitas practicar la interrupción consciente. Debes armarte con algunas balas de pensamiento racional… ¡para dispararle a tus pensamientos destructivos!

PASO 1: Para empezar, piensa en un suceso reciente y real y/o en una situación típica que te mandaría en picada hacia una espiral descendente. Imagina o recuerda la situación: Sin adornar o exagerar, ¿qué pasó en realidad?

PASO 2: Ahora escribe lo que pensaste de manera automática. ¿Ya? Muy bien.

PASO 3: ¿Cómo te hizo sentir (física y emocionalmente) ese pensamiento automático? Haz una nota mental o de otro tipo.

PASO 4: Revisa la lista de las distorsiones de pensamiento más comunes (páginas 77 a 89). Recoge las que sustentan tus pensamientos automáticos negativos. ¿Lo tienes? Es como hacer el inventario de tus errores principales y darles un nombre. Empezarás a ver un patrón. Créeme: empezarás a ver un patrón.

PASO 5: Ahora, para cada pensamiento irracional/distorsión de pensamiento, imagina lo que te dirías a ti mismo la próxima vez que ocurra tal situación.

TAREA EXTRA

Guarda una lista actualizada de tus retrocesos en la computadora o en el cuaderno de notas del celular. Mejor aún, imprime o escribe algunas de las mejores y ponlas donde las veas cuando las necesites (en el espejo del baño, en la puerta del refrigerador, en el cajón de tu ropa deportiva, ¡en la puerta de la cocina!) Estos recordatorios racionales de tu propio poder y experiencias positivas te harán reflexionar antes de romper tus promesas y declaraciones de si/entonces.

5

Hábito 3: Rediseña tu ambiente

En el libro *The Skinny Rules* propuse muchas estrategias simples para conformar mis "20 reglas no negociables para estar delgado". Por ejemplo, poner un vaso
de agua junto a tu cama y que sea lo primero que tomes
al despertar cada mañana. Otra es colocar las botanas
más saludables al frente de tu refrigerador o a la altura
de los ojos en las alacenas, así estarán más a la mano
cuando busques un bocadillo. Son cosas pequeñas
pero significativas y hacen que las conductas cotidianas
(como levantarse en la mañana o comer lo primero que
te encuentres) te ayuden a adelgazar. Son ideas para
rediseñar tu entorno inmediato y favorecer tus esfuerzos

por seguir las reglas (también puede decirse que son planes de contingencia para lograr tu objetivo de seguir las reglas).

Pero la idea de rediseñar tu ambiente y mantenerte saludable y delgado deben ir más allá de los trucos sencillos que te ayuden a triunfar. De hecho, necesitamos el concepto de ambiente para abundar sobre el tema.

¿Me refiero al aire puro? ¿A la protección de la capa de ozono? ¿Al calentamiento global? Todas éstas son preocupaciones cívicas importantes y es evidente que tienen impacto en la salud del planeta, en la atmósfera, en tu hemisferio y en la pequeña parcela local de tierra que llamas hogar. Al final es cierto que un ambiente saludable a nivel global también influye en tu salud física. Aunque estoy seguro de que hay muchos ambientalistas delgados en el mundo, yo no hablo de ser "ecologista" (también debo decir que hay muchos ambientalistas no tan delgados).

En el contexto de las conductas que la gente delgada convierte en hábitos, uso la palabra "ambiente" para referirme a dos aspectos importantes de tu mundo: ambiente social y ambiente construido. Piénsalos como el andamiaje de tu vida. Son la arquitectura de tus días. Incluyen a las personas que ves e interactúan contigo y las cosas que ves, dices y haces. Recuerda que lo que ves, dices y haces de manera repetida tiene un impacto significativo en la estructura de tu cerebro: crea secuencias neuronales que convierten tus pensamientos y acciones en hábitos. ¿Ves a qué voy con todo esto? Si te fijaste en el título del capítulo ya habrás descubierto la lógica: las personas delgadas manipulan su entorno para crear comportamientos regulares que apoyen sus objetivos y/o logros respecto a su peso. Rediseñan su ambiente para reforzar hábitos saludables.

> Tu ambiente social se compone de las personas que frecuentas y de las cosas que hacen juntos. Tu ambiente construido incluye las cosas físicas que te rodean, grandes y pequeñas: desde el color de tu cuarto hasta el número de restaurantes de comida rápida cerca de tu trabajo, la ubicación de tu refrigerador o dónde guardas dulces y botanas.

TU AMBIENTE SOCIAL

¿Con quién vives? ¿Quiénes son tus amigos más cercanos? ¿Cómo es la gente con la que trabajas? Todas estas personas y las cosas que hacen juntos son la sustancia de tu ambiente social. Estos seres humanos influyen en ti (aunque no te des cuenta) y tienen un impacto, en tu peso y en tu habilidad para controlarlo, quizá mayor del que crees.

Prueba este pequeño ejercicio para evaluar qué tan saludable es tu ambiente social en realidad: ¿Qué hacen tus amigos o familia y tú cuando están juntos en su tiempo libre?

Hacen…

¿Ejercicio?

¿Salen a un bar?

¿Cocinan?

¿Se sientan a leer un libro?

¿Brincan de un programa de tele a otro mientras comen helado?

¿Toman mucho?

En fin, ¿consideras que son buenas o malas influencias?

Ya sé qué piensas: nadie tiene amigos o familia que sean buenas o malas influencias todo el tiempo. En cambio, es probable que haya personas en tu vida que sean un poco ambas cosas. La misma persona que dice apoyarte en tus esfuerzos por bajar de peso y está dispuesta a hacer cosas que los pondrán saludables a ambos, a veces no tiene problema en llevarte a la tiendita por más helado a las 11 de la noche o en pedir otra ronda de tragos (¡sin pagarlos!). Nadie es siempre un ángel o un demonio hablándote al oído.

Pero a fin de adoptar los saludables Skinny Habits, necesitas comenzar a ver tus relaciones desde una perspectiva un poco más crítica. Cuando lo hagas, observarás patrones de conducta colectiva. Tus noches de locura en bares y tragos en general son con tus amigos Eric y Tom. Tú y Sheri tienden a las noches de flojera frente a la televisión. Es gracioso pero ahora que lo piensas, te juntas con Michael y Joanne para salir a caminar con el perro. Y cuando Jen viene a cenar, es cuando pruebas alguna nueva receta de *Skinny Meals* en lugar de hacer el *fetuccini* Alfredo de tu abuela con un montón de crema, queso y pan (eso cocinas para Eric y Tom).

LA CIENCIA DE LOS AMBIENTES SOCIALES

¿Todavía no crees que tus amigos afectan tu salud? ¿Necesitas que te convenza de rediseñar tu entorno social? Considera esto: aunque no lo creas, se acumula evidencia científica de que la obesidad puede transmitirse ¡es como una enfermedad contagiosa! Sí, pasar tiempo con personas con sobrepeso puede hacer que tú lo tengas. Si esto fuera una película habrías detenido la toma, y el audio habría sido el rechinido de los frenos de un coche, ¿no? Pero es cierto. Sigue leyendo.

En 2007, un grupo de investigadores de Harvard[13] muy interesados en cómo las redes sociales (desde la familia hasta los colegas del trabajo y los amigos cercanos) influyen en la epidemia de obesidad que se experimentaba (y aún se sufre) en Estados Unidos. Hay una investigación famosa llamada Estudio Farmingham del Corazón. Se trata de la salud de un grupo grande de personas que se ofrecieron como voluntarios para una investigación de salud cardiaca a lo largo de tres décadas. Al analizar la información recolectada en este estudio los investigadores observaron patrones y correlaciones que no habían considerado. La información de Farmingham no sólo incluía datos anuales sobre la salud de las personas, sino que también pidieron de forma incidental que cada sujeto reportara la salud general (incluyendo el peso) de sus hermanos y pareja a lo largo del tiempo.

Encontraron algo sorprendente: la probabilidad de tener obesidad se incrementa si hay gente obesa alrededor de una persona: Los resultados son los siguientes: 57 por ciento si tiene amigos obesos, 40 por ciento si tiene hermanos o hermanas con la misma característica y 37 por ciento si es la pareja.

Por supuesto, no hay una prueba de sangre o una resonancia magnética que nos diga con precisión por qué ocurre este fenómeno, pero se ofreció una explicación: adoptamos las conductas y/o la manera de pensar de las personas con que convivimos.

Dejando a un lado a los amigos superexcéntricos que todos tenemos (¡sabes que conoces a alguien así!), es probable que pienses que tus amigos son bastante normales, ¿no? Y sin contar al loco de tu tío Joe, seguro también crees que tu familia es la norma, ¿cierto? Es lógico pensar que si esos amigos o familiares son obesos y tú convives mucho con ellos, es muy probable que consideres que ser gordo no sólo es aceptable, sino normal, dado que vives rodeado de personas así.

No pensamos que el sobrepeso de nuestros amigos y familiares es "normal" y no queremos vernos como ellos. Pero aun así, por lo general, adoptamos (sin darnos cuenta) los comportamientos que los hicieron engordar en un principio: comer demasiado o ser muy sedentarios. De cualquier modo, parece que nuestros amigos y familiares son ejemplos de apariencia y comportamiento. O bien, como concluyeron los investigadores de Harvard, "las personas están conectadas, así que su salud también lo está."

¿Esto quiere decir que estás condenado a ser o permanecer gordo si tu red social es de obesos? No, pero debes hacer algunos cambios y también necesitas lazos emocionales sólidos con personas que tengan Skinny Habits. Crea relaciones más fuertes con personas saludables que hagan cosas saludables para desactivar las influencias dañinas de los demás.

> Si quieres estar o mantenerte en un peso saludable con el que estés contento (que te haga sentir orgulloso de mostrar tu cuerpo y a gusto contigo mismo) debes convencerte de lo siguiente: las personas que te rodean tendrán un gran impacto en tu peso y en cómo lo controles.

CÓMO REDISEÑAR TU AMBIENTE SOCIAL

Te presento a Danny Cahill. Lo conocí en el *set* de la octava temporada de *The Biggest Loser*. Entonces pesaba 194 kilos y era comprensible que estuviera deprimido por su peso y su salud. Después comentó:[14] "Recuerdo que me sentía desesperanzado, como si fuera una persona con una deuda de 100 000 y un sueldo de 40 000 dólares anuales."

Al final, Danny ganó esa temporada al bajar de peso y llegar casi a los 85 kilos (¡bajó más de 100 !).

Y mantuvo ese peso durante un año continuando con los hábitos de comer bien y hacer ejercicio aprendidos en el programa. Pero un año después, las cosas se pusieron difíciles. Tenía muchas responsabilidades con su negocio, familia y otros compromisos. No se rodeaba de malas influencias que afectaran el propósito de mantener su nuevo peso, pero estaba inmerso en una atmósfera que bloqueaba su habilidad para hacer y elegir cosas saludables.

En sus propias palabras: "Batallaba con el estrés del ambiente."

O como digo yo: su ambiente social era una carga (y lo hacía subir de peso).

Después las cosas fueron de mal en peor: su padre murió y quedó devastado. En las semanas y meses siguientes, abandonó todas las rutinas de ejercicio y la buena alimentación que conservaba. Volvió a subir de peso hasta los 130 kilos y "volví a llenar mi alma con comida. Me di cuenta de que tenía que hacer algo".

Danny comprendió que el ejercicio es una buena manera de quemar calorías y además es un gran remedio contra el estrés. Y se percató de que podía matar dos pájaros de un tiro si encontraba cómo regresar a una rutina de ejercicio. Por su experiencia en *The Biggest Loser* sabía que ver en la báscula los resultados positivos del ejercicio lo motivaría a comer mejor. Luego hizo algunas cosas en su ambiente físico/construido para activar la vida saludable (más adelante hablaré de esas estrategias), pero en ese momento y con todo lo que le sucedía, no lograba entrar en una rutina de ejercicio por su cuenta. Cuando tocó fondo reconoció que "debía pedir ayuda. Me di cuenta de que no podía hacerlo yo solo".

Debía pedir ayuda. Es una frase que dice mucho. Necesitaba regresar a la atmósfera del trabajo en equipo y camaradería que sintió en *The Biggest Loser*. Ahí estuvo con otras personas que perseguían metas similares y tuvo apoyo para alcanzar sus propios objetivos; estuvo en un equipo y se motivó a diario por la sensación de estar juntos en la competencia.

> Rediseñar un ambiente social saludable se reduce a fomentar lazos y relaciones más fuertes con personas saludables que hagan cosas saludables.

Entonces, ¿qué hizo Danny para rediseñar su ambiente social? "Recreé parte de la sensación de importancia que tenía en el *set*. No había mucho dinero, así que hice un trato conmigo mismo. Pagué una membresía de seis meses en un gimnasio. Si no lo usaba desperdiciaría ese dinero." Eso hizo, se inscribió a un gimnasio donde estaría rodeado de otras personas que querían estar saludables. Se inscribió pese a que el gasto era un golpe a su presupuesto. De hecho, usó el gasto como pretexto para motivarse a ir. Fue muy inteligente. Y muy simple.

Juntarse con personas saludables para hacer cosas saludables también ayudó a mi amigo Mark Kruger. Perdió 54 kilos y…¡se veía increíble! Pero pronto aprendió que necesitaba "quitar las excusas" que podrían llevarlo a ganar peso. Había un patrón/excusa típica que podía causarle problemas: la vieja lógica de todo el mundo lo hace, ¿por qué yo no? O en sus propias palabras:[15] "Todos mis amigos lo hacen, ¿cómo esperan que yo me resista?"

Si observas esto desde la perspectiva del rediseño, espero observes lo que yo veo: Mark descubrió qué lo hacía tropezar (pasar tiempo con las personas que no querían o no tenían que evitar hábitos poco saludables). Esto lo llevó a una conclusión incómoda: "No podía juntarme de nuevo con las personas que promovían mis malos hábitos."Pero esta reflexión no implicaba que Mark tuviera que cortar con esos amigos. Quizá fueran una mala influencia en algunos aspectos, ¡pero de todos modos eran sus amigos! En cambio, modificó sus planes un poco y pasó más tiempo con otro grupo que combinaba mejor con sus ideales de peso y ejercicio.

"Entré a un grupo de entrenamiento que se reunía en la mañana. No puedes faltar si hay gente esperándote. No es justo que te duermas mientras te esperan. Así que me tenía que levantar. Sabía que estaban ahí.

La clave es tener cerca a personas que piensan como tú y mantienen la rutina."

O, como dijeron los investigadores de Harvard: "Las personas están conectadas, así que su salud también lo está."

Relájate: ¡rediseñar tu ambiente social no implica divorciarte de tu pareja o deshacerte de tus compañeros de tragos! A veces, el mejor remedio es agregar amigos (no deshacerse de ellos) o sólo cambiar de aires. Revisa la Tarea de la página 117 para que tengas más ideas y evalúes obstáculos y tentaciones. ¡Luego diseñarás una solución personalizada!

TU AMBIENTE CONSTRUIDO

Reflexiona qué tan seguido tomas una decisión sobre la comida en un día cualquiera. No es sólo en desayuno, comida y cena, sino en todas las horas entre comidas: los alimentos de la semana en tu carrito del supermercado, a qué hora almuerzas con mamá, dónde te sientas cuando llegas al restaurante o qué eliges del menú. ¡Pero eso es nada más lo obvio! ¿Puedes creer que, en promedio, tomas 250 decisiones relacionadas con la comida cada día? ¡Es cierto! Aunque no te des cuenta, nunca dejas de pensar en el qué y el cómo de cuanto te llevas a la boca (volumen, velocidad, temperatura, condimento... ¡son tantas decisiones!).

Tu entorno físico, tanto las cosas grandes y estructurales (macroentorno) como los pequeños detalles (microentorno), sustentan los Skinny Habits y la decisiones saludables de modo sutil todo el tiempo. En parte, esto sucede porque tu ambiente construido incluye personas y compañías que quieren... ¡atraerte hacia un lado o hacia otro! Gerentes de supermercados, productores de comida, diseñadores de restaurantes, expertos en refrigeración, incluso técnicos en iluminación, todos influyen en las decisiones relacionadas con la comida que ingeriste hoy y tomarás mañana. Tal vez has oído de la práctica común en los supermercados de colocar los productos básicos del hogar hasta el fondo para que pases ante muchas cosas más caras y tentadoras antes de llegar a la leche. Ése es un buen ejemplo de las fuerzas que influyen en tu ambiente construido (su motivación es que pases más tiempo en la tienda y gastes más dinero, pero a menudo ocasionan que pongas más comida chatarra en tu carrito). Y ésta es sólo la punta del iceberg. La mayoría de los intentos de influir en ti rebasan el ámbito del radar cotidiano. Pero no te preocupes ¡aquí estoy para iluminarte y mejorar tu radar!

La ciencia de los macro y microambientes construidos.

Para apreciar todo lo que sucede y no notamos cuando se trata de las decisiones sobre comida, debes conocer a Brian Wansink. Es un antiguo comediante convertido en profesor (ahora en Cornell), investigador y autor. Hizo todos los estudios iniciales sobre las maneras en que nuestro ambiente construido afecta las elecciones relacionadas con la comida (¡sí, incluso las que creemos hacer por libre albedrío!).

Cuando el profesor Wansink comenzó a pensar en las razones por las que comemos de más, había dos teorías principales sobre la relación comida-ambiente:

1. El macroambiente genera la mayoría de los comportamientos poco saludables. Es decir, se consideraba que las peores influencias para la salud y el bienestar eran el efecto combinado de cosas como cantidad de parques en la colonia, cercanía de cadenas de comida rápida y refrescos baratos y falta de educación nutricional. Esto se conoce como la teoría de la "obeso-genética" ambiental.

2. La gente siempre se comporta de manera racional cuando sus intereses están en juego. Si puedes elegir entre algo que es, de manera evidente, muy bueno o muy malo para ti, la mayoría de las personas por lo general elegirán lo bueno. Éste es el tipo

de pensamiento basado en la teoría de la evolución, ya que nuestra supervivencia como especie depende de decisiones buenas, inteligentes y benéficas, ¿cierto?

La teoría obeso-genética es racional y cierta en algún grado: es verdad que tener más áreas verdes y menos arcos dorados cerca de tu casa ejerce un efecto positivo (siempre y cuando uses los parques y no vayas a buscar una hamburguesa). También es cierto que la comida mejor etiquetada y una mayor educación nutricional en las escuelas ofrecen herramientas para entender las decisiones que tomas (pero necesitas usarlas).

Y, ¿qué hay de la segunda teoría? Es un poco absurda. Si fuera cierta, la gente no fumaría cigarros, no mandaría mensajes de texto mientras maneja, siempre preferiría los vegetales en lugar de papas fritas y se serviría un plato de fruta picada en lugar de hacer una larga fila para comprar un helado.

El profesor Wansink, un hombre adelantado a su tiempo, miró alrededor y observó que entonces el conocimiento sobre este tema era, al menos, incompleto, o de plano incorrecto. Para empezar, veía lo que tú y yo hacemos: las personas a menudo no actúan de modo racional. Y se preguntó si tal vez las señales microambientales tendrían un efecto mayor en las decisiones cotidianas que las macroambientales (tenemos menos control sobre las grandes estructuras).

Para poner a prueba si las personas responden a su apetito o se guían por la manera en que se les presenta la comida, diseñó un experimento con una trampa furtiva llamado el Estudio del Plato de Sopa. Trajo a 60 estudiantes a su lab/café[16] y les ofreció una comida gratis. La mitad de los comensales no sabía que su plato de sopa se rellenaba de manera constante mediante un sistema escondido de manera muy hábil bajo la mesa. ¡Comían en un plato sin fondo!

Adivinen qué pasó. Las personas que tenían un plato sin fondo consumieron 73 por ciento más sopa que los del plato sin alterar. ¡Y aunque comieron de más no reportaron sentirse más llenos! Dijeron que cómo podrían sentirse llenos si todavía les faltaba la mitad del plato.

¿Cuál es la lección? Nos sentimos llenos cuando terminamos de comer lo que nos sirven. Comemos con los ojos, ¡no con el estómago!

¿Necesitas más pruebas? El profesor Wansink ha realizado muchos experimentos reveladores a lo largo de los años. Aquí tienes otro: ¿Crees que la forma del vaso que usas afecte la cantidad que tomas? Wansink dio un vaso corto o uno largo (con diferente forma pero la misma capacidad de volumen) a 89 adultos en el desayuno. Luego les dio botes de jugo y ellos tenían que servirse la cantidad que quisieran.

Encontró que las personas se servían 19 por ciento más jugo en los vasos cortos y anchos (201 mililitros) que en los vasos altos (168.6 mililitros). Percibían, de manera equivocada, que se servían menos en los vasos anchos que en los altos. 79 por ciento de los adultos con vasos cortos y anchos subestimaron la cantidad que se sirvieron. En comparación, entre las personas con vasos altos, sólo 17 por ciento subestimó la cantidad que se sirvió.

Entre más experimentaba Wansink, más se convencía de algo: cuando se trata de comer, las cosas pequeñas hacen una gran diferencia.

En otras palabras, a lo mejor nuestra habilidad para tomar buenas decisiones depende de nuestro microambiente, más que las cosas de nuestro macroambiente. Pero la buena noticia es que puedes controlar las cosas micro. No puedes convertir tú solo una cadena de comida rápida en un área verde, ¡pero sí puedes hacer cambios micro!

A continuación, encontrarás más cosas que he aprendido de Brian Wansink y de sus extraordinarios libros:

• Si pasas la comida de su empaque a un plato o tazón
tiendes a comer menos. La clave es ver el tamaño de tu
porción. Así que si supones ahorrar tiempo en lavar
trastes comiendo directo del bote de helado, piénsalo
dos veces. ¡Anímate a ensuciar platos!

• Hay una correlación directa entre lo que se encuentra
en la barra de la cocina y tu peso en la báscula: "Si hay
una caja de galletas[17] o una bolsa de papas, las personas
pesan 4 kilos más de lo normal. Si el cereal está a la
vista, pesan 9.5 kilos más. En cambio, si tienen un
frutero, pesan 3.6 kilos menos."

• Cuando te sirves pasta blanca en un plato blanco, te
servirás 18 por ciento más que si te sirves en un plato
de otro color. ¡Que comience la fiesta en la vajilla!

• Dónde te sientas en el restaurante importa: si te acomo-
das en el gabinete oscuro de la esquina, cerca de la tele o
del bar, comerás más. ¡Pide a las recepcionistas que te
pongan en una mesa lejos de los fanáticos de los deportes!

• Y ésta me impactó: tienes 80 por ciento más posibilidades de pedir vegetales si te sientas cerca de una ventana
en el restaurante. Como explicó Wansink en una entrevista: "Quizá sentarse cerca de la ventana envía mensajes
de frescura al cerebro; en el gabinete del fondo caes en
la indulgencia sin control."[18]

REDISEÑAR TU AMBIENTE FÍSICO

Así que, ¿cómo usamos este análisis científico para combatir el aumento de peso e incrementar nuestras posibilidades de crear hábitos saludables? La clave es entender las fuerzas que te llevan a comer de más: estar consciente de los trucos del supermercado y las formas en que la iluminación, el plato o el tamaño de vaso que escoges influyen en tus decisiones sobre la comida. Ése es el primer paso: la conciencia.

Pero también puedes rediseñar tu propio y pequeño mundo. Usa el conocimiento recién adquirido para crear un entorno donde elegir la opción saludable sea más fácil y, con el tiempo, inconsciente.

¿Recuerdas a Danny Cahill? Inscribirse en un gimnasio donde pudiera disfrutar de personas con la misma mentalidad fue un primer paso crítico, incluso los más devotos del gimnasio pueden desviarse del camino. Danny pronto se dio cuenta de que necesitaba tener más presentes las señales de una vida saludable. Puso la caminadora frente a la tele. "Hice otro trato conmigo: si quieres ver televisión, debes subirte a la caminadora." (Nota: este también es un buen ejemplo del Hábito 1, ¡es una declaración de si/entonces!).

Al observar su casa, Danny vio que podía cambiar otras cosas para modificar su microambiente construido. "Necesitaba esa sensación de cambio positivo y me di cuenta que quería que las cosas se vieran diferentes de cuando era gordo. Instalé un piso nuevo. Ahora tengo dos parrillas afuera. ¡Incluso mi refrigerador es diferente!"[19] Y Danny mantiene un peso saludable de 108 kilos.

¡OH, COMPÓRTATE!

Ay, el temido bufé. Ya sea el todo incluido de tu restaurante favorito o la fiesta de la oficina, todos le tenemos algo de miedo. O, mejor dicho, ¡todos tenemos terror de perder el control! No temas más. Brian Wansink estudió cómo se comporta la gente delgada en los bufés (sí, ¡es posible comportarse en un bufé!). Las investigaciones muestran que:

- Las personas delgadas tienden a sentarse unos cinco metros más lejos de la comida que la gente más pesada.
- Las personas delgadas son tres veces más propensas a sentarse dando la espalda a la comida.
- 71 por ciento de las personas delgadas revisan la comida, recorriendo todo el bufé antes de tomar un plato.

Danny actuaba de modo consciente según las observaciones de Brian Wansink: generar pequeñas señales visuales (en casa y fuera de ella) puede traer grandes cambios. Por eso quiero que pongas atención a la Tarea que se encuentra abajo. El Hábito 1 te hizo pensar en los planes de contingencia para crear nuevos comportamientos. El Hábito 2 te armó con balas de pensamiento racional para defenderte de los pensamientos negativos y el derrotismo. Ahora pon tu casa en orden para que los Skinny Habits sean automáticos. ¡Que en verdad sean parte de tu vida!

TAREA

Cambia la arquitectura de tu ambiente social:

- Haz una lista de las cosas cotidianas que no son saludables. Haz otra de las que crees que te ayudan a lograr tus metas de mantenerte delgado. Ahora escribe los nombres de las personas con las que haces esas cosas la mayoría de las veces. ¿Ves surgir un patrón? Estar consciente de esto es ganar la mitad de la batalla.
- Ahora que identificaste a las personas que no son tan buena influencia (para mantenerte delgado, quiero decir), piensa cómo cambiar la dinámica de la relación. Empieza a pasar más tiempo con las personas que hagan más cosas saludables, que apoyen tus Skinny Habits. Puedes sugerir a tu amigo con

el que vas por un postre en la tarde que, de ahora en adelante, caminen en lugar de ir en coche. O mejor aún, cambien el postre por un café.

- Reconsidera los qué/cómo/cuándo de tu rutina de compras en el supermercado. ¿Haces las compras con alguien que siempre te lleva al pasillo de la comida procesada (como un niño amante de los dulces)? ¿Las haces después de trabajar, al final de la semana, cuando estás cansado y hambriento (y necesitas darte "un gusto" para recompensar todo tu trabajo duro)? ¿Qué tal si dejas al pequeño en casa la próxima vez y haces las compras el sábado después de un buen desayuno? Apuesto a que llevarás a casa productos más saludables si no tienes las señales y distracciones típicas.

- Si todavía no tienes un amigo o un grupo para hacer ejercicio, haz una lista de las personas que pueden interesarse. Anota sus teléfonos junto al nombre. Al menos, llama a una de ellas en el transcurso de la semana siguiente a la lectura de este libro.

- Júntense para hacer algún tipo de ejercicio físico: paseen al perro, hagan una caminata, vayan a esa clase de *spinning* a la que temes ir solo.

- Si ya tienes un amigo o un grupo pero no son consistentes en sus reuniones, elige a uno como tu padrino de ejercicio y haz un trato con él o ella: yo te llamo la noche anterior si no puedo ir. Nada de cancelar en el último minuto (¡éste es otro plan de contingencia de si/entonces!).

Cambia la arquitectura de tu ambiente construido:

- Revisa tu casa e identifica cualquier señal o "trampa de gordos" (como las llama el profesor Wansink). Busca las cosas obvias que detonen los hábitos negativos o amenacen los Skinny Habits: el cajón lleno de dulces, las cervezas en el refrigerador que alcanzas desde tu silla reclinable, la silla misma (!) o esconder tu caminadora bajo una pila de ropa sucia. También busca las cosas no tan obvias: las tazas enormes que la mayoría de las veces llenas con chocolate caliente y no con café, las mesas de servicio que facilitan comer frente a la tele o el gran desorden en el cajón de la ropa deportiva.

- Revisa tu oficina y haz el mismo inventario: fíjate dónde están las máquinas de comida y cómo las convertiste en parada obligada en tu camino al baño. ¿No hay máquinas en tu oficina? Apuesto a que alguno de tus colegas tiene un peligroso y delicioso tazón de dulces en su escritorio y de seguro pasas por casualidad (muy seguido).

- Ya que identificaste las cosas que desequilibran u obstaculizan tu propósito en casa o en el trabajo, piensa en rediseñar tus patrones en ambos lugares. Empieza por limpiar el cajón de dulces. Tira la comida chatarra y compra bocadillos saludables. Luego, arregla tu cocina o comedor para usarlos (o haz que el sillón frente a la tele sea menos práctico). Quizá poner unas velas o servilletas de tela. ¡O qué tal si sólo te aseguras de que la mesa esté desocupada y limpia! Si tu sillón reclinable ya tiene marcado el asiento, considera regalarlo. Organiza tu cajón de ropa deportiva para que no tengas excusa. De hecho, aventúrate un poco y escoge un *outfit* deportivo. Déjalo sobre la cama para que si no te lo quieres poner en la mañana… ¡sea una decisión consciente!
- Usa tus declaraciones de si/entonces para rediseñar. "Si Carol quiere ir por *dumplings* al camioncito de comida, entonces diré que le demos la vuelta a la cuadra y vayamos al mercado. Y si Carol me convence de ir de todos modos, ¡pediré una orden pequeña de *dumplings* vegetarianos en lugar de una grande de carne de cerdo!"

EN CASA

No te sientas abrumado por estos hábitos. ¡No tienes que hacer todo a la vez! Aquí tienes algunas cosas sencillas para hoy. Te encaminarán a crear un ambiente más saludable para ti mismo. ¡Puedes innovar tanto como quieras!

- Toma un bote de basura grande y llénalo con todos los alimentos que tú y tu familia no deberían comer nunca. Tú sabes cuáles.
- Pon tu bra deportivo, tus tenis para correr y tus shorts junto a tu cama (los hombres pueden omitir el bra a menos que lo necesiten).
- Pon tu alarma en volumen alto y en otra habitación para que te levantes a apagarla antes de volver a dormirte en lugar de salir temprano a hacer ejercicio.
- Compra una guía barata con los contenidos calóricos de los alimentos. Asegúrate de que incluya todos los alimentos empacados. Deja una copia en tu coche y otra en la cocina.
- Lee este libro (¡cualquier parte!) durante sólo cinco minutos antes de ir al supermercado.

LEJOS DE CASA

- Compra manzanas y ponlas en un platón sobre el escritorio de tu oficina.
- Pon un calendario en blanco cerca de tu escritorio. Anota una palomita en cada día que hagas ejercicio.

- Busca en internet los restaurantes saludables cerca de tu trabajo. Imprime una lista y ponla junto al calendario.
- Si trabajas para una compañía grande (o progresista), revisa qué facilidades ofrece para tu bienestar. Por lo general, encontrarás esta información de manera rápida y fácil a través del departamento de recursos humanos.
- Pon un par de tenis para correr y una toalla en el cajón de tu escritorio.

6

Hábito 4:
Rétate a ti mismo

¿Te doy una buena noticia? Este Skinny Habit no exige nada de manera inmediata. No debes hacer algo específico en este instante, hoy, incluso esta semana. La Tarea al final de este capítulo recae más en el área de "lluvia de ideas, sueños diarios y hacer planes" que en el "haz estas cinco cosas ahora". Pero, tendrás que atender estos hábitos en algún momento. Porque el decir "regresa a la acción cuando puedas" o "reflexiona esto y trabájalo cuando estés inspirado" no significan que estos Skinny Habits sean opcionales, ¡claro que no!

¿Y sabes qué creo? Que hacerlos parte de tu vida será la cosa más divertida en mucho tiempo.

ABURRIMIENTO TÓXICO

¿Alguna vez has contestado un cuestionario que te pide enlistar tus pasatiempos? ¿Tal vez para una entrevista de trabajo? ¿Por qué a un reclutador le importaría qué haces en tu tiempo libre? Simple: quiere evaluar si eres un aburrido o si aportarías algo de conocimiento y experiencia que contribuya a la moral de la oficina o inspire a otros.

Tal vez lo hiciste en el consultorio del doctor. En mi último examen físico, el cuestionario incluía la pregunta: "¿Cuáles son tus pasatiempos?" Entendí por qué estaba ahí: los doctores saben que tener intereses fuera de la rutina te hacen sentir vivo, comprometido con la vida, son buenas defensas contra la depresión. Su ausencia es una alerta roja.

No soy tu reclutador ni tu doctor, pero, ¿sabes cuál es uno de los factores comunes en las personas que ayudo a perder peso? Sin importar su género, nivel educativo, estado socioeconómico, edad o dónde viven, casi todos los pasados de peso u obesos tienen una especie de aburrimiento.

Sin importar la razón de tu hastío o qué tan obvio sea que lo experimentas, si tienes un problema de peso, ¡apostaría que también tienes problemas de aburrimiento! Y cualquier cantidad de éste es algo malo. El

tedio es tóxico para el alma y para tu cuerpo. El aburrimiento te deja cansado, sin compromiso, aislado, sin
propósitos, con odio a ti mismo, y sí, muy aburrido. Todas
estas cosas te llevan a comer de más y a moverte poco.

A veces el tedio en las personas que asesoro es
muy obvio, incluso para ellas mismas. Tienen intereses
limitados y en realidad no se sienten atraídas por ninguna actividad que realizan. Este tipo de sentimientos
sosos se filtra a su salud y ocasiona sobrepeso. No
significa que no les interese su salud (si ese fuera el
caso, no me habrían buscado), pero su malestar general las ha hecho flojas para lidiar con el problema.

Con mucha frecuencia el hastío es menos obvio
porque están más ocupadas de lo que pueden expre-
sar ("Bob, ¡estoy muy ocupado para contarte lo ocupado que estoy!") y no se describirían como aburridas
para nada. Pero cuando rascas la superficie de su realidad resulta que son personas ocupadas con un trabajo que en realidad no las inspira. O lidian con una
relación que no les encanta. O tal vez son muy felices
asumiendo miles de responsabilidades, cuidando a los
niños, trabajando, compartiendo el automóvil, haciendo
compras, ayudando a sus padres, arreglando la casa,
etcétera. Pero esas responsabilidades se han convertido en un trabajo monótono. Tal vez estén ocupadas, pero
no hacen algo que les otorgue dicha o satisfacción. Así

que, a pesar de que algunas de esas responsabilidades
son inspiradoras y vigorizantes (criar a los hijos seguro le da significado a la vida) estas personas no reser-
van tiempo en su calendario para hacer algo para ellas
mismas. En resumidas cuentas: estar ocupado a causa del trabajo es su propia forma de aburrimiento.

> Hay muchas personas medio aburridas allá fuera que
> no tienen problemas de peso. ¿Qué los distingue de ti?
> Han logrado reservar aunque sea un poco de tiempo
> para algo que aman o una causa más grande que ellos
> mismos. También tienen un sinfín de responsabilidades,
> pero de vez en cuando dedican tiempo para algo fuera
> de su lista de pendientes. Hacen algo por gusto o por el
> reto que representa. Y esa dicha influye en sus vidas de
> modo saludable. Y, por último, las adelgaza.

Si tienes muchísimas responsabilidades y nunca te
sientas a pensar en las cosas que soñabas hacer en
tu vida, si estás tan ocupado que no ves el panorama
general por enfocarte en los detalles, te has convertido
en un aburrido ocupado.

¿Conoces a alguien así?

RETA A TU CEREBRO

Si revisas estudios de personas con agilidad, flexibilidad y fortaleza mental, descubrirás que el aprendizaje (y el reto mental que lo acompaña) se sitúa en el centro de los regímenes de cerebros saludables. ¿Recuerdas nuestra discusión sobre la formación de la memoria en el Capítulo dos? También aquí entran en juego muchos de esos procesos físicos. Las experiencias sensoriales repetidas aumentan las conexiones de memoria, y mayores conexiones de memoria parecen hacer más ágil y saludable el cerebro. Esto es algo que necesitamos cada vez más para adaptarnos al mundo que nos rodea. Y también para cambiar hábitos.

Así que, ¿cuál es el antídoto para el aburrimiento? De hecho es muy simple: prende una mecha, estimula tu cerebro de manera constante y positiva. Usar tu creatividad, aprender cosas nuevas, ¡retarte! Si lo piensas, los retos ayudan a crear muchas de las cualidades más importantes que tanto valoramos en este mundo vertiginoso: agilidad mental, flexibilidad, habilidad de aprender con rapidez y recuperarse de los contratiempos (de gran importancia para cumplir tus metas de perder peso). Si quieres ponerlo todo en términos de salud: no puedes tener un cerebro saludable sin retos saludables.

No hay vuelta de hoja: los retos son un elemento clave para la salud cognitiva. Por décadas los científicos pensaron que el cerebro dejaba de crear nuevas conexiones después de los 35 años. Se creía que su desarrollo era exclusivo de los jóvenes. Pero hace 10 todo eso cambió cuando nuevas técnicas de estudiarlo (llamadas IRM o TRM) descubrieron que cerebros de más edad son capaces de regenerar y reconectar sus neuronas. Esto era evidencia de algo que los doctores no sabían que se aplicaba a cerebros adultos: neuroplasticidad. Es decir, la capacidad de crear nuevas conexiones internas en nuestro cerebro. Significa que las rutas que llevan todas las señales (desde la memoria hasta leer o la coordinación atlética, cuya atrofia con el tiempo es natural) se pueden fortalecer.

Primero tomemos retos mentales, cosas como aprender a tocar la guitarra (mi nueva afición) o leer algo difícil. Son actividades que interrumpen tus rutinas usuales y requieren esfuerzos extras. El cerebro reacciona a ese reto produciendo diversos químicos. Estas moléculas parecen inducir nuevas capacidades mentales, así como mantener las que ya se tienen. Cualquiera que trate de generar nuevos hábitos necesita justo de esas fortalezas.

Estar aburrido es muy diferente a ser capaz de relajarse, descansar y no hacer nada. Es la ausencia de intereses. El tedio es una aspiradora que te succiona la vida. Ser capaz de descansar y relajarse es una habilidad que convertiremos en un hábito en el siguiente capítulo.

¿Qué sucede cuando sufro para colocar los dedos en cierto acorde? (Y vaya que sufro) ¿O cuando intento leer una nueva pieza musical? Todas esas notas e instrucciones de tiempo parecen flotar sobre la página mientras las sigo. Necesito concentrarme mucho para dominar una nueva canción. A veces me pierdo tanto en mis esfuerzos que las horas pasan sin darme cuenta. Y otras no logro muchos avances. ¿Desperdicié esas preciadas horas? ¿El concentrarme en una sola cosa impidió que mi cerebro se desarrollara en ese tiempo "perdido"?

Para nada. Todo el esfuerzo para coordinar ojos y manos, la concentración en tonos y tiempos tienen una gran recompensa mental.

En 2012, un grupo de investigadores de la Universidad Emory,[20] que estudiaban el efecto de un entrenamiento intenso en el cerebro de personas mayores, hicieron un experimento revolucionario. Estaban interesados en estudiar en particular el *arcuate fasciculus* (fascículo arqueado en latín), un conjunto de conexiones neuronales relacionado con visión, tiempo de reacción y procesos emocionales. Querían observar cómo esas áreas eran afectadas por el estudio de un instrumento musical.

Hay todo tipo de dispositivos y softwares en el mercado que prometen retar y mejorar tu agilidad mental (aunque cualquiera que asegure "prevenir" el Alzheimer o el Parkinson no es creíble). Pruébalos si te llaman la atención. Pero el simple hecho de leer un libro (que quizá requiera buscar palabras que no conoces) o armar un rompecabezas complicado que demanda tiempo y concentración, también es muy buena opción. O como yo, aprende a tocar un instrumento musical. A pesar de que todavía no es claro cómo el entrenamiento del cerebro se transfiere a otras actividades, estoy convencido de que estas pequeñas acciones ayudan.

Escanearon un grupo de adultos que practicaba algún instrumento con regularidad. Hicieron lo mismo con gente sin experiencia musical de la misma edad y mismo estado de salud. Los resultados sorprendieron hasta a los académicos más escépticos. Los no músicos mostraron disminuciones predecibles del volumen del fascículo arqueado. Los músicos, por otro lado, no mostraron tal disminución. El descubrimiento pareció reforzar estudios anteriores demostrando que los músicos tienen más materia gris en las áreas relacionadas con el razonamiento y la lógica. Concluyeron: "Pareciera que los músicos son menos susceptibles a degeneraciones del cerebro relacionadas con la edad. Es posible que sea resultado de sus actividades musicales cotidianas."

¿Y pasa lo mismo con el aprendizaje de otras actividades, como ciertos deportes o esfuerzos creativos? ¡Sí! En 2008, se reportaron los resultados de otro estudio que debió ser un tema divertido:[21] qué cambios sucederán en la materia gris de una persona de 60 años que se somete a un entrenamiento intensivo de... imagina... ¡malabarismo! En específico hacer malabares con tres pelotas (del tipo que tu tío Joe hace después de tomarse unos tragos en navidad). El resultado: los adultos de 60 años no sólo aprendieron las técnicas de malabarismo, también mostraron incrementos de materia gris en regiones de aprendizaje, motivación y placer. Conclusión: "Estos resultados sugieren el valor potencial de la neuroplasticidad basada en el entrenamiento para preservar funciones cerebrales en edad adulta."

Pero tal vez eres joven y no te preocupa el deterioro cognitivo. Piensas que eso podría pasar dentro de muchos, muchos años. Espero que así sea para ti, pero incluso si eres joven, el consejo es importante: retarte a ti mismo puede aumentar tu red neuronal permitiendo acomodar nuevos hábitos. Es una forma de construir nuevas fortalezas. Seas joven o viejo.

Desde entonces los investigadores han descubierto todo tipo de vínculos entre la salud mental y experiencias de aprendizaje novedosas (otra vez, cosas que te retan). Pasatiempos, desde deportes de reacción rápida como el ping-pong hasta tejer, coser y... ¡bordar!

Sí, incluso bordar parece tener un profundo efecto en la salud mental. Los participantes en una comunidad de estudio de bordadores[22] en 2012 reportaron que el proceso creativo los "cautivó," distrajo y les dio una experiencia no muy diferente al *flow* (estado máximo de rendimiento) del que muchos deportistas profesionales hablan. De hecho, los beneficios psicológicos del *flow* siguieron después de que los participantes dejaran de bordar. Mira lo que dijeron:

[Bordar] pone [la ansiedad en] una perspectiva diferente, la ves a contra luz... haces algo que disfrutas... tienes el pensamiento más claro... cuando dejas de bordar ya no estás del mismo humor.

Ya no estás del mismo humor. Haces algo que disfrutas. Tienes el pensamiento más claro. ¡Dios mío! ¡Qué maravilla! Todo bien. ¿Necesitas más evidencia para entender que salir del sillón y empezar un nuevo pasatiempo será una gran defensa, una especie de kriptonita contra el aumento de peso? ¿Ya quieres comer menos y moverte un poco más? ¡Piensa en la diversión que podrías tener!

FLOW A TRAVÉS DEL SERVICIO

Desarrollar un pasatiempo no es la única forma de estimular tu cerebro, mejorar tu neuroplasticidad, aburrirte menos. La clave es sentir pasión por algo, pero ese algo no debe ser aprender un nuevo instrumento o idioma, hacer crucigramas, bordados o malabares. Puedes desarrollar una pasión por algún tipo de servicio para los demás y tiene el mismo tipo de beneficios neuronales. Y claro, ¡el mismo efecto de kriptonita contra el aumento de peso!

Uno de los aspectos más gratificantes de mi trabajo es ver o visitar clientes y concursantes, revisar qué han hecho desde que perdieron peso. Una de las cosas más interesantes y fascinantes es el servicio: invertir tiempo y esfuerzo en ayudar a otros.

Danny Cahill,[23] la mente maestra que conocimos antes, cuenta la historia de cómo se inspiró para servir y ayudar a otros por un correo que recibió. Lo envió un niño brasileño de siete años llamado Bernardo que había visto a Danny en televisión y lo siguió en su lucha contra el peso. Le escribió para agradecerle por la inspiración y pedirle una fotografía autografiada. Después llegó un correo del padre de Bernardo explicando que el niño había nacido prematuro y estuvo en cuidados intensivos 101 días. Los doctores dijeron que nunca tendría la movilidad de un niño normal y presentaría serios problemas de aprendizaje. Cuando Bernardo vio la historia de Danny en televisión le dijo a su padre: "Mi amigo Danny es como yo, no se rinde con facilidad. Cuando crezca quiero transmitir el mensaje de que se puede hacer cualquier cosa sin importar las circunstancias."

A Danny lo conmovió la historia de Bernardo: "Y ahí tenemos a este pequeño amigo de Brasil. Está enfermo, pero me escribe pidiendo una foto para mantenerse inspirado. ¡Eso me llegó! Me di cuenta que no todo se trata de mí, sino de otras personas y devolver el favor." Danny tomó esa revelación y siguió adelante con ella. Además de dar clases para estar en forma, Danny ha escrito dos libros y da platicas motivacionales alrededor del mundo.

Como la experiencia de Danny lo demuestra, servir y dar a otros no se trata de llenar un cheque para la caridad. Te recomiendo hacer eso también, pero para obtener beneficios emocionales de dar a los demás, debes estar presente, te tienes que comprometer. Y seguir haciéndolo. Si logras combinar tu trabajo diario con el deseo de dar algo a los demás e inspirarlos, mucho mejor.

TAREA

Imagina que te estoy entrevistando. Escribe cuáles son tus pasatiempos e intereses. Siéntete libre de decir que tus hijos son tu "principal interés" o que cocinar para tu familia es un gusto. Puede ser verdad. Pero también necesitas anotar por lo menos una cosa no relacionada con tus responsabilidades. Si puedes anotar pescar, senderismo, tocar la flauta, criar gallinas, ¡lo que sea! Serán excelentes noticias. Ahora necesitas tiempo para realizar esa actividad, porque tal vez no le has puesto la atención debida en los últimos días.

Si no tienes nada fuera de tu rutina que llame tu atención intenta esto: Piensa en cuando eras más joven. ¿Recuerdas qué querías ser de grande? O ¿"dónde querías estar en 10 años", cuando terminaras la univer-

sidad? El cielo era el límite ¿no? Entonces reflexiona:
¿qué deseabas hacer de tu vida en esa época?

¿Tienes problemas para pensar cómo ayudar a otros?
¿Alguna de estas ideas te inspira?

Ayuda a otros
- Sirve comida en un comedor comunitario.
- Saca a pasear perros rescatados en la perrera de la localidad.
- Ayuda a veteranos que tengan alguna necesidad.
- Lee algo para los niños en una escuela.
- Únete a un grupo de apoyo y pelea por una causa en la que creas.
- Da clases (de lo que sea) en una escuela para adultos.
- Entrena a tu mascota para ser perro de terapias y visita clínicas y hospitales.
- Visita a algún vecino mayor y ofrece tu ayuda para lo que necesite.
- Comienza un jardín comunitario.
- Revisa en internet sitios de voluntariado, locales o nacionales como volunteermatch.org o createthegood.org e inspírate.

Rétate a ti mismo

• Aprende a tocar un instrumento.

• Únete a un grupo de tejido.

• Inscríbete a una clase de arte comunitaria.

• Aprende un nuevo idioma.

• Siembra vegetales.

• Aprende a hacer malabares.

• Busca un club de ping pong.

• Toma clases de autodefensa.

• Audiciona para un teatro comunitario.

• Toma clases de algo.

Ahora, piensa en cómo cerrar filas... ¿qué pequeñas acciones realizar para revivir esos sueños juveniles?

Por ejemplo: ¿Querías viajar por el mundo? ¿Hay alguna forma de traer a tu vida una visión más grande del mundo sin tener que subirte a un avión? Tal vez tomar clases de cocina (china, italiana, francesa), hospedar a un estudiante extranjero, involucrarte en actos de caridad y colectar dinero y recursos para gente necesitada en otros países. ¿Puedes tomar una clase para aprender uno de los idiomas que te habría gustado saber?

¿Qué me dices sobre aprender a tocar un instrumento? Tal vez no te conviertas en estrella de rock, pero dentro de un año podrías ser tú quien entretenga a todos en una fiesta tocando la guitarra o el piano.

7

Hábito 5: Descansa para tener éxito

Es probable que sepas que tengo una fijación por… el agua. Beber suficiente es la regla número uno de *The Skinny Rules*. No puedes bajar de peso y mantenerte así sin tomar agua.

La regla 19 de *The Skinny Rules* abarca otro "ingrediente" esencial para perder peso: dormir. Es una fuente de salud como el agua. Y al igual que esta última nadie parece tener suficiente. Pero a diferencia de beber un vaso de agua cuando tienes sed, dormir "suficiente" no es una opción tan rápida. La cantidad recomendada de sueño es de seis a nueve horas. Nada rápido. Y después está el tema de quedarse dormido, incluso cuando planeas en tu horario a qué hora ir a la cama. Con mucha frecuencia te vas "a tiempo," con la firme intención de dormir bien, pero por alguna razón no concilias el sueño. Por esto mucha gente me dice que no domina la regla 19.

Dormir es un ingrediente esencial para la salud en general y para tu habilidad de perder peso. Pero la investigación científica para encontrar una buena pastilla somnífera no ha avanzado tanto. Hay medicamentos para dormir que te harán tener amnesia, obesidad, alucinaciones y accidentes viales si no tienes cuidado. ¡Uno incluso hace que toda la comida te sepa a aluminio! No hay nada fiable que te lleve a ciclos normales de sueño para reparar y restaurar la mente y el cuerpo. Al parecer deberás hacerlo a la antigüita: de forma natural.

¿Así que, cuál es el secreto? ¿Cuál es el comportamiento que conoce y sigue la gente delgada y que tú necesitas adoptar? No significa que los flacos tiendan a respetar su sueño más que tú. No es que no se lleven el celular a la cama (por favor deja de hacer eso y otras cosas enlistadas en la página 160). No, es más que eso. Se trata de lo siguiente: las personas delgadas saben cómo descansar y relajarse. No sólo descansan más, logran "apagar" su cerebro para quedarse dormidos más rápido y se mantienen así por más tiempo cuando lo planean.

EL RITMO DE LA NOCHE

¡No, no el ritmo del baile!

Estoy hablando de tu ritmo circadiano, tu "reloj del sueño". El término circadiano viene del latín *circa*, que significa "aproximadamente" y *diem*, que significa "día". Esto tiene sentido porque tu ritmo circadiano avanza a lo largo de 24 horas, comenzando de nuevo cada día. A pesar de que tu ritmo circadiano es innato, una cosa integrada, se basa en tu ambiente. Por ejemplo, ¡el día y la noche! La luz te induce a despertar (o a mantenerte despierto). La oscuridad induce el sueño. Altera la luz a la que te expones y tu ritmo circadiano se volverá loco. Como cuando adelantas o atrasas el reloj en los cambios de horario. O cuando viajas a través de distintos meridianos.

Claro, hay otras cosas que descomponen tu ritmo circadiano y te mantienen despierto cuando quieres dormir. El alcohol altera tu sistema de varias formas. Beber mucho genera una desorientación que insensibiliza tu ritmo circadiano (hasta que te tumba, ¡sea de día o de noche!). Las pantallas de computadoras y celulares emiten una luz que te puede mantener despierto.

Y después encontramos al jefe de las alteraciones del sueño: el ritmo diurno. Si estás muy ocupado y estresado, tu equilibrio fisiológico interno se ve afectado (en especial en las respuestas de tu cuerpo) y tus ciclos de sueño se vuelven locos. Algo malo en todos los aspectos.

TU CEREBRO Y TU CUERPO EN UNA NOCHE DE SUEÑO DECENTE

Cuando duermes bien, das a tu cuerpo la oportunidad de crecer, componerse y recuperarse de las demandas cotidianas. Piénsalo de esta forma: tu vida diaria, desde respirar y moverte hasta hablar y ejercitarte, toman algo de ti. Descansar te lo devuelve. Un montón de cosas suceden en tu cuerpo cuando duermes bien: tu presión sanguínea baja, tus órganos vitales producen más hormonas benéficas (sobre todo hormonas de crecimiento y testosterona), tu sistema inmune mejora y células especializadas sacan de tu cerebro productos innecesarios.

Entonces, ¿a qué podemos llamar bien? Para principiantes, tus seis a nueve horas (para mí, en lo personal, he descubierto que ocho horas me van mejor) deben ser ininterrumpidas, consecutivas. No puedes dormir cuatro horas en la tarde, despertar cinco, dormir un poco más antes del amanecer y esperar obtener beneficios del total de sumar horas. ¿Por qué? Otra vez, por el ritmo.

Cuando duermes pasas por fases de diferente calidad de sueño, ¡y tienes que estar dormido un tiempo considerable para llegar a lo bueno! Imagina que es una alegre espiral que te lleva al descanso, con fases periódicas de sueños y pensamientos locos. Vas de un sueño ligero a uno profundo y luego a otro todavía más profundo. Después caes en esa fase alucinante de sueños, después sueño ligero, profundo y más profundo de nuevo. Déjame explicártelo:

En los primeros cinco a 10 minutos después de cerrar los ojos (cuando ya estás dormido y no sólo acostado deseando que lo estuvieras), estás en un sueño muy ligero. Puedes moverte o sentir que caes y estás al tanto de lo que te rodea. Es una fase de sueño lento (NREM).

La segunda fase dura alrededor de 20 minutos. Durante este tiempo tu ritmo cardiaco y tu temperatura disminuyen. Esto también es parte de la fase NREM.

A la tercera fase con frecuencia se le llama "sueño delta" debido a las bajas ondas cerebrales. Se podría decir que estás apagado como una lámpara durante esta etapa, no respondes mucho a ruidos y estás profundamente dormido. Tu cuerpo en serio necesita llegar a este ciclo, es la fase pacífica y restauradora que tu cuerpo necesita para recuperarse. Pero este sueño pacífico y profundo no dura mucho, entre cinco y 10 minutos. Después tu ciclo regresa a la segunda fase de nuevo, antes de que te dirijas a…

Sueño de movimiento ocular rápido: MOR (o REM por sus siglas en inglés). Tienes mucha actividad durante el sueño REM. Eso no significa que no descanses o te recuperes, pero de algún modo tu cerebro se volvió a conectar. Aquí es cuando sueñas. Y a pesar de que tu cerebro esté activo, tu cuerpo no. Tus músculos están en verdad relajados, tan, pero tan relajados que tus músculos "voluntarios" (como tu corazón, que late incluso inconsciente) se paralizan.

Como el primer incremento repentino del sueño NREM, la primera experiencia de REM no dura mucho, pero conforme tu cuerpo se dirige hacia la segunda fase de NREM (y después vuelve a REM y así continúa) cada segmento tiende a durar más.

Conclusión: mientras más te mantienes dormido, más te restauras. Si se interrumpe tu sueño (ruidos, luces, llamadas de teléfono o tonos y una lista de cosas estresantes que pueden pasar en medio de la noche) debes comenzar desde el principio, lo que significa que limitarás la duración de los tramos en ese lugar tan feliz.

TU CUERPO Y CEREBRO ANTE LA FALTA DE SUEÑO

La falta de sueño (en particular de uno bueno como el descrito) se ha ligado a un amplio rango de enfermedades crónicas modernas. Aunque no sabemos con exactitud cómo la falta de sueño induce al padecimiento, la lista de enfermedades relacionadas es muy grande y siempre crece. Si no duermes lo suficiente, aumentas los riesgos de tener una enfermedad del corazón, diabetes, inmunodeficiencia. La memoria, el tiempo de reacción y la habilidad de concentrarte caen en picada. Los lapsos de memoria y la incapacidad de concentrarse no son buenos para la formación de un hábito.

Los investigadores saben desde hace años que la gente que duerme menos de cinco o seis horas cada noche, corre mayor riesgo de padecer sobrepeso y se busca la razón exacta. Cada tanto, estudios científicos arrojan luz sobre lo que muchos de nosotros experimentamos de primera mano.

EL CEREBRO Y TU PANZA

Un estudio reciente de la Universidad de California, en Berkeley,[24] investigó el impacto de la falta de sueño en el cerebro. Después de una noche de sueño inadecuado, se observaron grandes cambios en la forma en que el cerebro del sujeto respondió a la ingesta de comida chatarra alta en calorías. Los investigadores vieron actividad incrementada en la región del cerebro asociada con la motivación a comer y una actividad disminuida en la corteza frontal, la parte responsable de medir consecuencias y tomar decisiones racionales. ¡A eso lo llamo un combo peligroso para cualquiera que intente llevar una vida delgada!

METABOLISMO
Y HÁBITOS ALIMENTICIOS

Investigadores del sueño de la Universidad de Colorado,[25] condujeron un pequeño estudio para investigar los efectos de los patrones del sueño sobre el metabolismo y los hábitos alimenticios. A la mitad de la gente del grupo se le permitió dormir nueve horas, mientras a la otra mitad sólo cinco. A pesar de que los que durmieron menos mostraron un incremento en el metabolismo (es posible que sea debido a que pasaron más tiempo moviéndose), comieron mucho más que los sujetos que descansaron bien (¡después de todo tuvieron más tiempo para comer!) y ganaron un promedio de novecientos gramos después de sólo una semana de sueño inadecuado. No es de sorprender, comieron muchos carbohidratos y más después de la cena.

HORMONAS

En otros estudios sobre las consecuencias de la falta de sueño en el metabolismo[26] se descubrieron cambios hormonales. Las hormonas leptinas y ghrelinas se relacionan con la regulación del apetito y el gasto de energía. La leptina es la hormona de la "saciedad". Disminuye tu apetito, te dice que estás lleno e incrementa tu producción de energía. La ghrelina (la hormona del hambre) hace lo contrario. La investigación mostró que el sueño inadecuado está asociado con niveles bajos de leptina y más altos de ghrelina en la sangre, la cual, adivina, nos hace querer comer más y ejercitarnos menos.

NIVELES DE ESTRÉS

Algunos estudios demostraron un incremento en los niveles de cortisol,[27] la hormona de respuesta al estrés, en sujetos con falta de sueño. Niveles más altos de cortisol hacen que el cuerpo almacene más grasa y use tejido muscular como fuente de energía. Si eso te suena como una combinación peligrosa, ¡lo es! Los estudios sugieren que la gente que no duerme bien es más propensa a ganar grasa y perder músculo a diferencia de las personas que duermen lo necesario.

LA BIOLOGÍA DE LAS CÉLULAS GRASAS

Un pequeño estudio llevado a cabo en la Universidad de Chicago[28] mostró que la falta de sueño altera la biología de las células grasas. Los investigadores monitorearon los cambios en sujetos que pasaron de dormir ocho horas y media cada noche a cuatro y media. Después de sólo cuatro noches, las células grasas de los sujetos disminuyeron su sensibilidad a la insulina, cambio metabólico relacionado con obesidad y diabetes.

Así que, en resumen, si…

- Consumes comida chatarra.
- No puedes resistir de forma racional a esa comida.
- Te sientes muy apático para ir al trabajo.
- Eres incapaz de sentirte lleno.
- Sientes estrés.
- Subes de peso.

… entonces pregúntate: ¿duermo lo suficiente?

Si la respuesta es no, entonces las probabilidades están en contra tuya. Hazte un favor (y a tu cintura). Asegúrate de descansar para obtener un mejor cuerpo.

TU CUERPO Y CEREBRO BAJO
ESTRÉS Y RELAJACIÓN

De acuerdo, ¿ahora me crees?: necesitas dormir más.
Pero no importa cuánto trates, no lo logras. Al parecer
no puedes "apagar" tu cerebro en la noche. Con mucha
frecuencia se debe al estrés.

Es probable que conozcas la respuesta de lucha
o huida. También se le dice "respuesta al estrés". No
importa cómo la llames, se refiere a la reacción del
cuerpo ante una amenaza y ¡puede ser real!: ¡Un animal suelto en el zoológico! ¡Un tornado! ¡Un ladrón! O
menos inmediata pero no menos peligrosa o temible:
una fecha límite en el trabajo, un tránsito terrible en la
autopista, una discusión con tu pareja o simplemente
una larga lista de cosas por hacer (sin el tiempo necesario para completar por lo menos la mitad). Simple: o
te sientes tentado a ir hacia el problema o huyes de él.
Sientes ansiedad cuando estás en modo de lucha y
depresión, de huida. Experimentas un incremento en
el ritmo cardiaco, respiratorio, presión sanguínea y en la
temperatura corporal. Sudas.

Cuando estamos en estado de lucha o huida, el
flujo sanguíneo es dirigido fuera del sistema digestivo
y llevado a los músculos para pelear o escapar y salvar
nuestra vida. Esta desviación afecta todo, desde las

glándulas salivales (síndrome de la boca seca) hasta
el estómago (nauseas, constipación) y se supone que
es temporal. En ese momento, la supervivencia es más
importante que la digestión.

Pero muchos nos quedamos en estado de alerta,
haciendo malabares con las responsabilidades y tratando de mantener la agitada paz de nuestras vidas.
El estrés crónico causa muchos problemas de salud.
Por lo mismo no sorprende que sea el causante de un
montón de problemas digestivos. Estudios demuestran
una relación entre estrés crónico y obesidad. Como
mencioné antes, también tiene un impacto directo en
esos mecanismos, por ejemplo, en la ingesta de alimentos.

Así que, si la respuesta de lucha o huida es parecido a presionar el acelerador de un carro, ¿dónde
están los frenos?

Bueno, existe la "respuesta de relajación" lo contrario a la "respuesta al estrés". A mí me gusta llamarla
descansa-y-digiere. Es la respuesta fisiológica para
calmar el sistema y restaurar el equilibrio cuando pasó
el peligro.

Ser capaz de activar la "respuesta de relajación"
no sólo es bueno para nuestra mente, también para la
cintura y (literal) permite que el cuerpo "descanse y
digiera". En este estado, todo vuelve a la normalidad

y nuestros sistemas son alimentados con la sangre necesaria para funcionar de forma correcta. Es el estado en que sanamos y digerimos de forma correcta.

RELÁJATE HOMBRE

Entonces, ¿dónde está el freno?

El doctor Herbert Benson, director emérito del Benson-Henry Institute for Mind Body Medicine, en el Hospital General de Massachusetts y profesor de medicina en la Escuela Médica de Harvard, acuñó el término "respuesta de relajación". Escribió un bestseller con el mismo nombre en 1975.[29] El doctor Benson dedicó gran parte de su carrera médica a investigar modos de motivar la respuesta de relajación para contrarrestar los efectos dañinos del estrés. ¿Algunas de sus principales recomendaciones? Meditación de conciencia plena, yoga y respiración abdominal. Revisemos cada uno:

MEDITACIÓN DE CONCIENCIA PLENA

Esta meditación creció con el budismo en la India. Es una de las maneras más simples que existe: te sientas cómodo, con los ojos cerrados y te concentras en tu respiración. Si eres como todos los demás, tu mente empezará a divagar de inmediato. No te preocupes. No te juzgues. Sólo regresa a concentrarte en tu respiración. Al principio inténtalo 10 minutos. No te rindas si no logras concentrarte en tus inhalaciones y exhalaciones todo el tiempo. El punto es regresar a enfocarte en tu respiración. Y no te sorprendas si esta concentración hace que tu respiración sea curiosa. Conforme practiques te conectarás de modo más profundo, poco a poco respirarás con más facilidad. Te desconectarás de problemas, emociones y obstáculos que entorpecen tu vida diaria. Serás capaz de verlos como son. ¡Es casi como tener una vista aérea de tu propia vida!

Hasta hace poco, no teníamos ninguna manera de entender cómo funciona la conciencia plena. Ahora, con nuevas tecnologías de escaneado del cerebro, nos enfocamos en qué partes del cerebro se activan durante la meditación. En tiempos recientes, se realizó un experimento interesante en la Universidad de Utah.[30] Los investigadores hicieron que 14 personas entraran a un sofisticado aparato de escaneado para meditar concentrándose en su respiración. Se les indicó que presionarán un botón frente a ellos cuando su mente comenzará a divagar y perdieran la concentración. El análisis mostró algo sorprendente (y no anticipado) durante la meditación. Áreas específicas del cerebro (incluidos nuestros amigos los ganglios basales) se relacionaron con cambios específicos: mejoras en la atención, incremento de la sensibilidad corporal y disminución de pensamientos negativos y ansiedad. Los tres, en especial la reducción de ansiedad y pensamientos negativos, se relacionaron con relajación, mejoramiento del humor y buen sueño. Otros estudios han demostrado beneficios para gente que sufre insomnio, depresión y TOC (trastorno obsesivo compulsivo).

YOGA

A menos que hayas hibernado en un iglú, sabrás que en la última década el yoga ha adquirido mucha fama. Se convirtió en una industria, con instructores caros, retiros, incluso competencias de yoga (¡que es un poco raro si lo piensas!). Pero no necesitas ser un experto para obtener los beneficios de relajación (y del cerebro) de algunas posiciones simples.

El yoga también se originó en la India. En sánscrito significa "unión" de cuerpo y mente, pero para nuestros propósitos significa escuchar, poner atención a lo que hay frente a ti en este mismo instante. Es importante tener eso en mente. Los swamis y otros hombres que lo desarrollaron hace 2 700 años tenían en mente una cosa principal: enseñar a cuerpo y mente a escapar de las ataduras de todos los días, como orgullo y codicia, ego y deseo. En el siglo XX, los defensores del yoga más aventureros llegaron a Estados

Unidos, donde evolucionó para abarcar preocupaciones más prácticas de la vida moderna: ansiedad, estrés, ambición y apego a cosas materiales (incluyendo el dinero). De ahí evolucionó a su forma más popular en la actualidad, hatha yoga, una serie de posiciones (llamadas asanas) y técnicas de respiración (conocidas como pranayama).

Fieles a nuestra orientación científica, los occidentales comenzamos a pedir pruebas de que el yoga "funciona." Eso llevó al Instituto Nacional de Salud y otros alrededor del mundo a hacer pruebas clínicas, examinando con atención los beneficios clínicos del yoga (entre ellos, sus propiedades anti-estrés).

LOS BENEFICIOS DEL ACEITE DE LAVANDA

A veces, algunos profesores de yoga dispersan aceite de lavanda alrededor del aula después de una clase. Ofrecen untarlo en tu sien para relajarte. Los productos de belleza con aroma a lavanda brincan de la repisa hacia ti, pidiendo calmar tu piel y transportarte a una tranquilidad inmediata. Tal vez tu compañera de ejercicio se baña en esos productos cuando deja el gimnasio y se dirige al trabajo. Pareciera que hay una tribu entera de vendedores de aceite de lavanda a quienes se les nubla la vista sólo de mencionar su nombre. Sí huele bien, pero, ¿funciona?

Bueno, si tu experiencia personal con el aceite de lavanda no es suficiente para convencerte de sus beneficios, considera el siguiente fragmento de un estudio realizado en Alemania en 2009. Se comparó la elaboración del aceite de lavanda llamado silexan con la benzodiacepina lorazepam (Ativan) como tratamiento del trastorno de ansiedad generalizada (TAG): "En conclusión,[31] nuestros resultados demostraron que el silexan es tan efectivo como el lorazepam en adultos con TAG. La seguridad del silexan también se demostró. Dado que el aceite de lavanda no mostró efectos sedativos ni posible abuso de drogas, el silexan parece ser una opción efectiva y bien tolerada a las benzodiacepinas de ansiedad generalizada."

¡Descansar y mantenerse en calma es una parte importante para mantenerse delgado! Así que haz como los profesores de yoga. Unta un poco de aceite en tus muñecas, pon unas gotas en tu toalla y usa una almohada perfumada con lavanda. ¡Tú lo vales!

En 2006, un grupo de investigadores de la Universidad de Duisburg-Essen,[32] en Alemania, reclutaron 24 mujeres para participar en un estudio de tres meses de hatha yoga. Todas ellas dijeron tener "angustia emocional."

Cada una realizó pruebas estandarizadas para medir problemas relacionados con el estrés y hormonas de estrés. La mitad del grupo recibió dos sesiones a la semana de hatha yoga, la otra mitad no.

Al final del estudio, los investigadores midieron de nuevo los niveles de estrés. En el grupo que practicó yoga hubo mejoras "pronunciadas y significativas" en casi todas las áreas. Las pacientes reportaron bajas en los niveles de ansiedad, incremento de bienestar y vigor y disminución de fatiga y depresión. Personas con dolores de cabeza y espalda crónicos se aliviaron.

¡Y hay más! Los investigadores midieron el cortisol antes y después de la prueba. El grupo que practicó yoga mostró una gran caída en los niveles de esta hormona. También una disminución significativa de angustia mental, emocional y física. Varios estudios realizados desde entonces arrojan resultados similares. Un reporte incluso mostró aumentos en la hormona del crecimiento, asociada con la salud del corazón, incremento muscular y mejoras cognitivas.

¿Todos esos beneficios más una ropa genial? Ya sé, ¡es increíble! En la sección de Tarea, encontrarás las seis posiciones que quiero que aprendas. Sólo seis, y como verás, ¡estas posiciones no requieren pararse de cabeza! Son superfáciles. Si no sabías que eran posiciones de yoga, sólo llámalas... ¡estiramiento!

RESPIRACIÓN ABDOMINAL

Los instructores recomiendan "respiración abdominal" como una forma de entrar en descanso. Pero, ¿qué demonios significa?

Bueno, es el acto de inhalar profundo a través de tu nariz y llenar tus pulmones hasta que tu abdomen bajo se infle un poco. Si dejamos de lado la licencia poética, la verdad no estamos respirando con el abdomen (¡o a través del ombligo!). Respiramos total y completamente con los pulmones. Para que estos tengan más espacio y puedan expandirse al llenarse de aire, el diafragma tiene que bajar. Cada vez que el diafragma baja presiona los órganos del abdomen y eso da la impresión de que se te infla la panza.

No importa si te gusta más la licencia poética o la explicación anatómica, el resultado es el mismo. No hay duda: la "respiración abdominal" profunda es un tónico superpoderoso para todo tu sistema y una manera maravillosa de prepararte para dormir.

Muchos pasamos gran parte del día respirando con el "pecho" de manera superficial, rápida, corta y poco profunda. Estas respiraciones no sólo son resultado del estrés, sino que lo incrementan. ¿Dijiste un problema doble? Un patrón de tensión, respiraciones poco profundas causadas por estrés y ansiedad crónica, priva al cuerpo de oxígeno, compromete al sistema inmune y afecta al sistema nervioso.

Hacer un cambio consciente para respirar de forma abdominal es una técnica grandiosa para bajar tu ritmo cardiaco (literal) y enviarle la señal a tu sistema nervioso de que es hora de relajarse. La respiración abdominal también impulsa el intercambio completo de oxígeno (el intercambio saludable de oxígeno que entra por dióxido de carbono que sale) y ayuda a bajar o estabilizar la presión arterial.

La respiración abdominal es muy simple. Sólo sigue estas indicaciones: Acuéstate en el piso o en la cama, boca arriba (sobre tu espalda), dobla las rodillas y apoya las plantas de los pies sobre el piso. Coloca las palmas de las manos bien planas sobre el abdomen, justo bajo tu ombligo. Empieza a inhalar de forma lenta y profunda, permite que tu abdomen se eleve un poco. Cuando exhales (también de manera lenta), deja que tu abdomen baje suave hacia el piso.

Si quieres lograr un efecto calmante extra, haz las exhalaciones un poco más largas que las inhalaciones (en tu mente cuenta los segundos que dura tu respiración). Por ejemplo, si inhalas durante cuatro segundos, exhala en cinco, seis o más. Encuentra un ritmo que sea cómodo para ti.

DUERME LIMPIO

Claro, debes lavar tus sábanas y ropa de cama con cierta regularidad, pero este libro no se trata de consejos para no ser un cerdo desaliñado... y ¡tener una cita!

La higiene en el sueño se refiere a las rutinas creadas alrededor de tu hora de dormir para apoyarla. También incluye las cosas que debes hacer (y las que no) para protegerla. Las personas delgadas y saludables saben esto por instinto. Realizan las siguientes cosas tanto como les es posible. Tú deberías hacer lo mismo, así que te sugiero:

SÍ:

- Acostarte y levantarte a la misma hora todos los días.
- Establecer una rutina para dormir. Por ejemplo, darte un baño con agua caliente, leer y hacer algunas posiciones de yoga antes de apagar las luces.
- Mantener la temperatura de la recámara confortable o un poco fría.
- No dejar que tus pies se enfríen. Ponerte calcetines si es necesario.
- Usar ropa de cama cómoda.

- Asegurarte de que por las noches tu recámara es tranquila y oscura.
- Usar la cama sólo para dormir y tener sexo. ¡Nada de mandar correos, revisar Facebook o tuitear bajo las cobijas!
- Practicar técnicas de relajación como la respiración abdominal.
- Poner unos toques de aceite de lavanda en tus muñecas o en la almohada.
- Tomar un té herbal calmante en la tarde-noche, por ejemplo de manzanilla.

NO:

- Hacer ejercicio o actividades estimulantes antes de dormir. Haz ejercicio, ¡pero en el día!
- Ver televisión o usar aparatos electrónicos en la cama.
- Dormir siestas mayores a 45 minutos o después de las tres de la tarde.
- Acostarte muy lleno o con mucha hambre.
- Tomar demasiada agua antes de dormir.
- Beber alcohol o cafeína durante las cuatro horas previas a acostarte.
- Ingerir alimentos picosos, pesados, condimentados o azucarados cuatro horas antes de dormir.
- Usar la cama como oficina o área de juegos.

TAREA

MEJORA LA HIGIENE DE TU SUEÑO

Ten a la mano las listas anteriores de lo que debes hacer y lo que no, ahora revisa tu recámara y considera cambios como los siguientes:

- Si hay televisión en tu cuarto y tienes otro lugar donde ponerla, muévela durante una semana. Al hacerlo te obligarás a cambiar la rutina de las noches, lo cual será algo muy bueno.
- ¿Usas tu celular como alarma? Si es así, cambia los ajustes para que no suene o vibre al recibir correos, *whatsapps*, mensajes y notificaciones en la noche.
- Asegúrate de que en tu recámara tengas cortinas o persianas oscuras o que tapen bien la luz. Esto es para que no entren resplandores de la calle o de los focos de los coches que pasan.

TU ALMOHADA, TU COLCHÓN, TUS SUEÑOS

Todos tenemos una posición favorita para dormir, pero esa elección es el resultado de un hábito inconsciente más que de una buena higiene al dormir. También está relacionada con… ¡qué tan viejo y deformado está tu colchón! Hazte un favor e invierte en uno decente, piensa que el dinero que gastes… ¡se reflejará en mejores zzzzz!

Revisemos lo que dicen los expertos sobre cómo mejorar nuestra posición para incrementar las oportunidades de caer redondito en los brazos de Morfeo.

Primera opción: Dormir boca arriba

Dormir sobre tu espalda es la opción número uno para tener un buen descanso. Esta elección permite una posición neutral para tu cabeza y columna vertebral, así que se considera buena para prevenir dolor de cuello y espalda. También reduce el reflujo ya que tu cabeza se encuentra un poco más elevada y tu estómago más abajo que el esófago. Pero los que roncan, ¡tengan cuidado! Dormir boca arriba puede aumentar los ronquidos y los problemas de apnea.

Segunda opción: Dormir de lado

Si dormir boca arriba no funciona para ti, prueba de lado. Puede ser una buena posición para tu cuello y espalda siempre y cuando uses una almohada que te ofrezca soporte suficiente. La almohada bajo tu cabeza debe ser gruesa para mantener tu cuello y cabeza en una posición neutral. Si tienes problemas de espalda, coloca una entre tus rodillas. También enrolla una toalla bajo tu cintura para dar soporte a la pelvis. Además, dormir de lado reduce los ronquidos y es la posición de las embarazadas.

Evita: La posición fetal

Acurrucarse en esta posición después de un largo día en definitiva se siente muy rico y gratificante. Pero considera sus efectos sobre el cuerpo y tus patrones de sueño. Pasar toda la noche con las rodillas dobladas hacia arriba y la barbilla pegada al pecho agravará los problemas de espalda y cuello. Además, amanecerás adolorido, en especial si sufres de artritis. Esta posición también oprime el abdomen y limita la respiración. Si descubres que ya te acurrucaste así, trata de estirar tu columna vertebral y darle soporte a tu cabeza. Ya verás que notarás la diferencia.

La peor ofensa: Dormir boca abajo

Dormir sobre tu estómago es la posición menos conveniente para una buena noche de sueño. Es difícil mantener una posición neutral para tu cabeza, cuello y columna cuando estás así. Si eres de los que lo acostumbran, de seguro giras la cabeza para un lado durante algunas horas y luego para el otro. Lo anterior provoca problemas de cuello y tensión en la espalda. Además es muy probable que duermas con uno o los dos brazos bajo la almohada, lo que provoca dolor de hombros, que los brazos se te entuman y te hormigueen. Para lo único que sirve esta posición… ¡es para evitar ronquidos! Así que estimados amigos que roncan, si no tienen problemas de espalda y cuello, siéntanse libres de intentarlo. Sólo asegúrense de usar una almohada delgada (o no usarla) para disminuir la presión sobre cuello y espalda.

TRATA DE MEDITAR

Recuerda que no hablo de volverse un maestro de la meditación. No debes sentarte una hora con las piernas cruzadas en flor de loto para obtener los beneficios de esta antigua práctica. Piensa en algo más simple. Medita en el tiempo que estás parado en autobús, metro o esperas. Si te preocupa perder tiempo, pon tu alarma para interrumpirte después de unos minutos. Así no te preocupas por llegar tarde a lo que sigue en tu agenda.

INTENTA LA RESPIRACIÓN ABDOMINAL.

¿Cómo podrías no hacerlo? Es muy fácil y relajante. Inténtalo esta noche al acostarte.

APRENDE UN POCO DE YOGA

A continuación te presento seis posiciones que necesitas practicar. Algunas tal vez te parezcan como *stretching* o estiramiento pasado de moda. ¡No te voy a pedir que te contorsiones o pares de cabeza!

Puedes hacerlas a cualquier hora del día, pero te serán más efectivas… ¡a la hora de dormir!

1. PIERNAS SOBRE LA PARED/VIPARITA KARANI

Limpia un espacio de piso y pared en tu casa. ¡Te aseguro que vale la pena! Recuéstate en el piso y acurrúcate en posición fetal con tus nalgas pegadas a la pared. Ruédate despacio sobre tu espalda y estira las piernas sobre la pared. Si no puedes hacerlo de manera cómoda sepárate un poco para que tus nalgas no estén al mismo nivel de la pared (otra opción es colocar una cobija doblada o un cojín bajo ellas para elevar la cadera). Cubre tus ojos con un antifaz para dormir o una toalla pequeña, relaja los brazos a los costados del torso y profundiza tu respiración. Permanece en esa posición de cinco a 15 minutos. Cuando quieras ponerte de pie o cambiar de posición dobla las rodillas hacia tu pecho y gira despacio hacia un costado.

Posición alternativa:

Si tener las piernas sobre la pared es muy incómodo o si no hay un espacio suficiente, recuéstate sobre la espalda y pon las pantorrillas en una silla, de manera que tu cadera y rodillas hagan un ángulo recto.

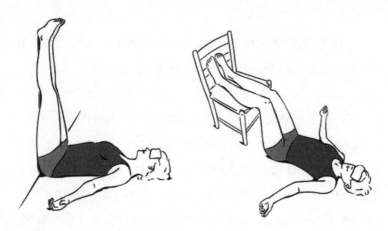

2. POSICIÓN DE NIÑOS/BALASANA

Arrodíllate en el piso con los dedos gordos de los pies juntos y siéntate sobre tus tobillos. Separa las rodillas a la altura de la cadera o un poco más. Ahora agáchate de manera que tu torso descanse entre los muslos y tu frente sobre el piso. Relaja los brazos en una posición cómoda, ya sea al frente o a los lados. Con cada inhalación permite que la espalda se expanda de modo suave. Con cada exhalación deja que la frente y la pelvis se sientan más pesadas. Si te duele, coloca una cobija doblada o cojín bajo tu frente para elevar un poco la cabeza. Permanece en esa posición durante varias respiraciones profundas.

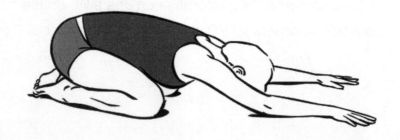

3. RODILLAS AL PECHO/APANASANA

Recuéstate en el piso o en la cama y abraza tus rodillas pegándolas al pecho. Sujeta tu rodilla derecha con las dos manos y alarga la pierna izquierda. Quédate en esa posición de tres a cinco respiraciones profundas y observa lo que sientes, fíjate en las sensaciones de tu cuerpo. Cambia de lado.

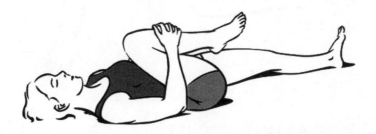

4. TORSIÓN RECOSTADO/SUPTA MATSYENDRASANA

Recuéstate en el piso o en la cama y abraza tus rodillas pegándolas al pecho. Alarga los brazos a cada lado sobre el piso y al nivel de los hombros. Con cuidado y muy despacio, baja las rodillas dobladas hacia la izquierda (tratando de tocar el piso) y gira la cabeza hacia la derecha. Intenta que tu hombro derecho se pegue al piso. Al inhalar expande las costillas con suavidad y al exhalar relaja la torsión. Si tu espalda necesita soporte coloca una almohada entre las rodillas. Si quieres estirar más coloca la mano izquierda sobre el muslo derecho para agregarle peso extra. Permanece en esa

posición al menos unas tres o cinco respiraciones profundas y observa las sensaciones de tu cuerpo. Cambia de lado.

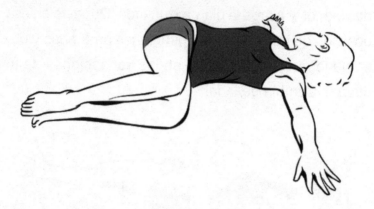

5. RECOSTADO EN POSICIÓN DE MARIPOSA/SUPTA BADDHA KONASANA

Recuéstate en el piso o en la cama con las rodillas dobladas y los pies bien apoyados sobre el piso (o cama).
Junta los pies y abre las rodillas despacio con las plantas
de los pies tocándose entre sí. Si te es difícil relajar la
parte interna de los muslos coloca una almohada bajo
cada uno para que tus piernas tengan mayor soporte.
Ponte un antifaz de dormir o una toalla pequeña sobre
los ojos y acomoda las palmas de las manos sobre el
abdomen, justo bajo el ombligo. Profundiza tu respiración y concéntrate en permitir que tu abdomen suba
cuando inhalas y baje cuando exhalas. Quédate así de
uno a cinco minutos.

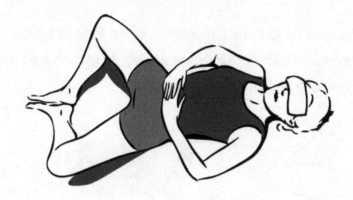

6. POSICIÓN DE RELAJACIÓN FINAL/SAVASANA

En esta posición es momento de "dejar ir" toda la fuerza de tus músculos. Los antiguos yogis llamaron a esto la posición de yoga más avanzada de todas, ya que requiere una rendición completa en todos los niveles. Yo lo llamo ¡el Burpee de la relajación!

Recuéstate boca arriba en el piso (o en la cama) con las extremidades en una posición relajada y simétrica. Puedes colocar una almohada bajo tu cabeza y/o rodillas para estar más cómodo. Empieza a relajar todos los músculos gradualmente, desde los dedos de los pies hasta la cabeza. Conforme sientas que la tensión física sale de tu cuerpo, notarás que la espalda se vuelve más y más pesada. Deja que tu cara se sienta suave, que tu respiración sea natural. Permite que tus pensamientos vayan y vengan, como nubes flotando por el cielo. Recuerda, estás intentando dejarte ir y

liberarte en todos los niveles. Y como todo lo bueno…
¡necesita práctica! Quédate así por lo menos tres minutos o el tiempo que quieras.

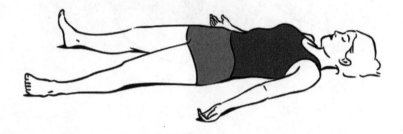

8

Hábito 6: Vístete para adelgazar

Imagina que estás parado frente a tu clóset envuelto en una toalla, después de bañarte. ¿Qué te pondrás, qué te pondrás? Es un día entre semana, así que vas a trabajar. La cultura de vestimenta de tu empresa es informal y no debes usar uniforme. Casi te puedes poner lo que quieras, pero te sientes gordo, hinchado, pasado de peso, por lo que de inmediato eliminas algunas prendas y reduces tu lista a unas pocas y frecuentes opciones:

Si eres mujer, pueden ser:

- Pantalones negros con pretina elástica (talla XG) y un blusón holgado.
- *Leggings* gris oscuro (también con pretina elástica, talla G) y una enorme blusa tipo túnica.
- Una falda tubular negra y entallada que te aprieta y pellizca la cintura después de una hora (talla M) y el mismo blusón del *outfit* uno.
- Los jeans talla 11 que compraste cuando eras delgada, playera blanca y holgada y un *blazer* cuadrado y azul oscuro que cubre tu trasero.

Dadas las opciones, imagino que tu proceso de pensamiento sería algo así:

Bueno, en la opción uno puedo usar accesorios como un brazalete y un collar grande que distraiga la atención de los "pantalones gordos." Igual en la opción dos.

La falda es tentadora, es mediana después de todo (nota: ¡comprar más en esa tienda porque sus tallas son fabulosas!), pero usarla me recuerda la cintura todo el día, lo cual es un fastidio.

Los *jeans* no son opción, ponérmelos es superdifícil y usarlos es el infierno. Además llevan meses empolvándose, pero siempre los saco porque me siento satisfecha de usar talla 11 sin importar que tan incómodos sean.

Todas las cosas son lo mismo, me pondré el *outfit* dos porque es cómodo sin ser fachoso. El hecho de que los pantalones sean G y no XG es una ventaja. Además no creo que valga la pena ponerme la falda mediana y sentir el pellizco en la cintura todo el día.

¿Saldrás en la noche? Bueno, tal vez, sólo tal vez, te pondrás esos *jeans*… al cabo siempre puedes desabrocharlos sin que nadie lo note… ¡por la oscuridad del restaurante! Y de nuevo, agregas joyería llamativa para estar más cómoda en la mesa. Aunque también es probable que vayas con los "pantalones gordos."

> ¿Has oído que debes vestirte para el trabajo que quieres, no para el que tienes? Bueno, la razón es que otras personas te verán como alguien que puede estar a cargo, si te vistes como tal. Pues el mismo tipo de psicología funciona contigo igual que con los demás. Y cuando se refiere a tu peso, la persona a la que tratas de convencer es a ti.

¿Trabajarás en casa o no saldrás en la noche? ¡Saca los pantalones de yoga y las sudaderas!

Si eres hombre, tus opciones no son muy distintas, excepto por la falda y los *leggings*. Tal vez tengas unos pantalones caquis "grandes y flojos" (seguro con pretina elástica) algunos jeans holgados y "gordos" y otros pantalones nuevos que son rígidos y requieren cinturón. Para el torso… un montón de playeras, suéteres y camisas que nunca te pones. Tienes esa chamarra o *blazer* que mantienes abrochado sobre tu panza cervecera. Y los fines de semana liberas las sudaderas, ¡ah, por fin, comodidad!

Es cierto que tener un par de *outfits* cómodos para "salir" te ahorran tiempo en la mañana, pero en este capítulo te presionaré para deshacerte de ese patrón recurrente. No te sorprendas. Tendrás que hacer más que un esfuerzo con tu apariencia. Todo esto resulta de mis conocimientos sobre la psicología del cuidado de ti mismo y cómo se relaciona con el peso. Ahorrar tiempo en la mañana es una cosa y rendirte es otra. ¡Desde ahora nada de eso!

Tal vez argumentes que una persona delgada es más cuidadosa con su apariencia y su ropa porque tiene un cuerpo envidiable que "mostrar," pero tampoco quiero oírte decir eso. Estoy aquí para decirte la verdad: "usar el vestuario del personaje" contribuye a ser el personaje.

TU CEREBRO CÓMODO CON TU TAMAÑO

Mark Twain dijo: "La ropa hace al hombre." Dicho de otra manera: la gente te juzgará por lo que te pones (cosa que ya sabías) o puedes crear juicios de ti a través de lo que usas. ¡Y no hablo de hacer juicios de moda! Me refiero a cómo el cuidado que tengas de tu apariencia comunica demasiado (a otros) sobre tu estado emocional, incluso cambiará tu estado emocional (para ti mismo).

Un estudio de la Universidad de Hertfordshire hace algunos años analizó si existía un vínculo entre tu estado de ánimo y lo que escogías ponerte. La profesora Karen Pine preguntó a 100 mujeres qué ropa decidían usar cuando estaban deprimidas. La mitad dijo *jeans*. 57 por ciento que usaría una blusa floja; sólo dos por ciento afirmó que usaba playeras holgadas cuando estaba feliz. También reportaron que estaban 10 veces más dispuestas a usar su vestido favorito cuando estaban felices (62 por ciento) que cuando estaban deprimidas (6 por ciento).[33] En fechas recientes, el estudio de Pine descubrió que en realidad existe algo llamado "ropa alegre". ¿Qué es? Las prendas bien terminadas, que se adaptan a tu figura y de colores brillantes. "Exactamente las cualidades que los *jeans* no tienen", dijo.

Otra investigadora, la profesora Tammy Kinley de la Universidad del Norte de Texas, observó esto de una manera un poco distinta: quería saber si existía correlación entre el tamaño de la ropa y la autoestima. Su idea era que el simple hecho de que a una persona le quedara una talla menor o una mayor de lo esperado afectaría su autoestima. Para probarlo reclutó a 149 mujeres de peso normal y les hizo a cada una un cuestionario completo que estableciera una línea base para medir la autoestima y la imagen corporal, la talla de pantalones que más compraban y otras informaciones como dónde vivían y a qué se dedicaban. Entonces dividió el grupo en dos. Un grupo se probaría un tipo de pantalones que les quedarían bien pero con una talla menor de lo esperada; el otro probaría pantalones con una talla mayor. Después Kinley preguntó a las personas sobre su experiencia y es probable que los resultados no te sorprendan: las mujeres que se probaron los pantalones con una talla menor estaban emocionadas. A las que no les quedaron los pantalones estaban bastante decepcionadas.[34] Quienes hacen ropa entienden la psicología en juego. Saben que tiendes más a comprar algo en una talla que, por lo general, no te queda (a veces aunque sea más caro). Saben que preferirías comprar tallas más pequeñas sólo porque la talla es más pequeña, incluso si en realidad no lo necesitas o si ni siquiera ibas a comprar ropa ese día. Y saben que dada esa elección, ¡tal vez vuelvas a su tienda porque te gusta ver etiquetas con tallas más pequeñas en el clóset! Entonces, alteran las tallas para halagarte, para que regreses y compres más tallas "medianas". Incluso existe un término para esto en la industria: *¡vanity sizing!* (tallas vanidosas).

Sabes que eres culpable de *vanity sizing.* Y aunque sepas de qué se trata, buscas esas tallas más pequeñas, ¿cierto? Por favor compra ropa sin importar la etiqueta. Si en realidad te gusta un *look* y te ajusta mejor o si está a un precio más razonable, cómprala, pero no te engañes pensando que bajaste una talla completa de vestido sólo por cruzar la calle de una boutique (donde las tallas tienden a ser más reales o incluso más chicas de lo normal) a un almacén (donde tienden a alterarlas... ¡para que te sientas más delgado!).

LOS BENEFICIOS DE LO ENTALLADO

La ropa más pequeña (es decir, etiquetada más pequeña) parece aumentar tu autoestima. Pero la ropa en realidad pequeña no lo hace. No importa que tan "alegre" sea (colorida, bien hecha, etcétera), los pellizcos y la presión te recuerdan a cada rato que debes perder peso. Los colores brillantes y algunas líneas llaman la atención a partes de tu cuerpo que prefieres esconder, ¿cierto?

Pues resulta que tener un recordatorio físico constante de tu peso es exactamente lo que necesitas. ¡Las persona delgadas y saludables registran señales de cómo les queda la ropa!

A principios de 1980, John Garrow, considerado un decano sobre estudios de obesidad en Inglaterra, tuvo la idea de un experimento que tal vez midiera lo que yo llamo "el efecto de la ropa entallada". Por muchos años, Garrow atestiguó el aumento de lo que, para nuestros ojos *millennials*, puede parecer bárbaro: la práctica de la fijación maxilomandibular (inmovilizar la mandíbula con alambre) para ayudar a las personas a bajar de peso. (¡Me pregunto qué habrían pensado de la cirugía de derivación gástrica en ese entonces!) La práctica, aunque dolorosa y difícil de soportar, funcionó por un tiempo. Pero cuando retiraban los alambres de la mandíbula, los pacientes recuperaban el peso.

Garrow evaluó la situación y observó que la fijación de la mandíbula con alambre era un recordatorio físico obvio y daba la señal de comer menos. Se preguntó qué otros signos físicos darían a las personas más o menos el mismo mensaje. Decidió probar algo menos radical: una faja. A diferencia de los métodos invasivos de

nuestros días (como la banda gástrica), la faja de Garrow sólo se ajustaba alrededor de la cintura de la persona
(debajo de la ropa ¡pero no debajo de la piel!). Apreta-
ba lo suficiente para dejar una marca blanca (pero no
roja) cuando se removía. Era como un cinturón algo
incómodo. Después de su experiencia con la fijación
de la mandíbula, la mitad de sus sujetos de estudio
obtuvieron la faja; la otra mitad no.[35] ¿Qué sucedió?
Como escribió Garrow, los resultados fueron "una diferencia notable entre los dos grupos en el cambio de
peso". En el grupo de control, quienes no obtuvieron la
faja, la ganancia de peso al inicio fue desenfrenada,
cerca de kilo y medio al mes. El grupo con la faja no subió
de peso: los efectos parecían más duraderos. Después de
cinco meses el grupo de control siguió subiendo de peso
y el grupo con la faja no aumentó nada.[36]

BIENESTAR EN TU CLÓSET

Usar cinturón

Igual que los pantalones o las faldas bastante ajustadas, un cinturón es un medidor natural de cuánto has comido en el día. Si debes de aflojarlo... ¡necesitas alejarte de la mesa!

Deja los materiales elásticos para hacer ejercicio

La licra agrega elasticidad (y comodidad) a la ropa, pero piénsalo de esta manera: también agrega flexibilidad. Usar algo flexible hace más difícil saber tus medidas mientras te expandes o bajas de peso.

Considera tus zapatos

El único lugar donde los pellizcos y la incomodidad no son productivos es en los pies. ¡No necesitas una excusa para evitar las escaleras en el trabajo o saltarte la caminata de la tarde! Digamos que zapatos de vestir que no lastimen (es decir, no pantuflas) te hacen caminar un poco más alto y seguro de ti mismo.

Todo está en el interior

Una vez, una conductora de televisión me dijo que usaba un *top* deportivo bajo la ropa de oficina casi todos los días. Tener esa cosa rara puesta como ropa interior hacía un poco más fácil salir a correr después de ir a trabajar.

Garrow creyó que la banda ayudó a la gente con sobrepeso a obtener un "umbral cognitivo", una especie
de límite psicológico a la hora de comer. El "efecto faja"
pareció continuar incluso después de retirarla. Como
escribió Garrow: "Era de esperarse que los pacientes
que mantuvieron la pérdida de peso fueran aquellos que
compraron ropa nueva que se ajustara a su nueva y
reducida talla y esto les advertía cuando su peso incre-
mentaba." ¡Ellos y sus panzas recibieron el mensaje!

En otras palabras, mientras pretinas elásticas y
playeras grandes son cómodas, un poco de incomodidad puede ser un recordatorio (o una motivación) para
apegarte a los planes de contingencia y comer saludable todos los días. ¡Así que, después de todo, opta por
esa falda tubular que te aprieta la cintura!

Pregúntale a mi amiga Amanda (del Capítulo 4)
cómo sabía cuándo parar de comer y te responderá:
"¡Por los pantalones! Mi ropa es una de las cosas más
importantes para mantenerme alineada. Demasiado
ajustados me recuerdan que estoy engordando, debo
poner atención. Si me quedan bien, me siento bien conmigo misma. ¡Mejora mi día!" ¡Exacto!

¿SE QUEDA O SE VA?

Aunque tu ropa te recuerde que debes cuidar lo que comes o moverte un poco más, no quiero que te haga sentir mal. ¡Es una enorme diferencia!

La ropa algo cómoda que alguna vez te hizo sentir terrible tiene el potencial (a través del gentil recordatorio de su comodidad) de hacerte sentir mal de nuevo. La que te queda muy bien, te guía a tomar decisiones saludables.

La ropa demasiado ajustada (que en realidad no te ha quedado en años), tal vez sólo se burla de ti. Y devora esa confianza que apenas vas adquiriendo. Contribuye a los pensamientos automáticos e irracionales que tratas de evitar con el Hábito 2. Te hace sentir mal cada vez que la ves. Sentirte mal no es productivo.

Los creadores de Slimfast realizaron una encuesta con este resultado: Más de dos tercios de las mujeres tienen 14 prendas de ropa colgadas en el clóset que ya no les quedan (dicen que las guardan con la esperanza de usarlas algún día). La cosa es que la línea es borrosa entre una esperanza racional como ésa y un apego irracional a la ropa que tal vez nunca te quedó bien… ¡o ni siquiera era adecuada desde el principio! Deberás ser estricto contigo mismo y descubrir la diferencia.[37]

Seguro has oído la regla: "Si no has usado algo durante un año, debes deshacerte de eso." De hecho, tengo otra regla menos estricta para enjuiciar lo que está en tu clóset: olvida cuánto tiempo lleva algo ahí sin que lo toques y en lugar de eso considera por qué aún está ahí. Si existe una buena razón, no importa cuánto tiempo ha estado en el gancho.

Regresarás a este juicio personal para la Tarea, pero ahora veamos cómo decidir:

¿Usaste esa prenda para una actividad especial y memorable que no quieres olvidar? ¿Tu vestido de graduación o de dama de honor? ¿El traje de tu boda? ¿Los *jeans* con que aprendiste a manejar? Si el suceso importante no tuvo nada que ver con la talla que eras, está bien, guarda la ropa como recuerdo, pero no te obsesiones con entrar en ella otra vez. De todos modos hay posibilidades de que la moda regrese ¡Guárdala para tus hijos!

¿Conservas algo porque te salió muy caro y decides que tu dinero valga la pena? ¡Supéralo! Ya gastaste el dinero y no usas el vestido. Tal vez puedas llevarlo a una tienda de ropa usada y recuperar algo de la inversión. Usa la ganancia para comprar algo que ahora te quede mejor (ni más grande, ni más flojo).

¿Tienes la misma prenda en diferentes tallas? Es decir, ¿cuatro pantalones de la misma marca y estilo en tallas diferentes? Vamos… no te hagas eso. Guarda los que por ahora te quedan mejor (o más o menos bien). Tira o dona los otros dos.¿Guardas esa prenda por cómo te hizo sentir cuando te quedaba bien? ¿Amabas la hechura, cómo te ajustaba, la caída de la tela, las miradas que obtenías al usarla? Hay razones legítimas para guardarla. A veces, algo un poco ajustado te mantiene motivado; puede ser la pieza de ropa con la que mides tu progreso para regresar a tu peso ideal. Pero aquí debes invocar al tiempo como guía. Pregúntate: ¿Cuándo fue la última vez que me la probé? Es decir, ¿te la pruebas con regularidad (como medida de tu progreso)? ¿O sólo la tienes en el clóset porque es difícil que te quede de nuevo? Si esto último es tu respuesta, mejor deshazte de esa presencia burlona. Cuando regreses a tu peso ideal… ¡celebra comprando algo nuevo!

Otros resultados de la encuesta de Slimfast:
- Las mujeres guardan prendas que no les quedan bien en promedio 14 meses; 15 por ciento más de dos años.
- Un 79 por ciento de las mujeres a menudo se siente intimidada al vestirse porque la mayor parte de su ropa no les queda.

> • Si les prometieran que pueden usar todo lo que hay
> en su clóset, 57 por ciento dijeron que lavarían todos
> los trastes a mano durante un mes y más de 10 por
> ciento que no les importaría un recorte salarial.
> • ¡Un 83 por ciento de las mujeres admitió que miente
> más seguido sobre su talla de pantalón que sobre su
> edad!

Y no olvides este criterio importante: ¿Esta prenda de ropa está en tu clóset o en tu cajonera porque es supercómoda y fácil de combinar todos los días? Mmm… quizá eso no sea algo bueno. Si la prenda en cuestión es un *pants* ancho, un muumuu o cualquier blusón flojo, deberías tirarlos o regalarlos. Recuerda, quieres usar ropa que haga más que sólo quedarte (¡después de todo una tienda de campaña o una bolsa de basura también te quedan!) ¡Quieres usar ropa que te haga sentir bien contigo mismo!

CULTIVA LA CONFIANZA

La ropa, al igual que el corte de cabello, maquillaje, bronceado y una buena afeitada, son una decisión personal. Muy personal. Aun así, de acuerdo con un estudio de KIA (¡sí, la compañía coreana de autos!)

parece que hay algunas decisiones bastante equitativas y universales que hacen a las personas sentir más confianza. En la actualidad, KIA hizo una encuesta para determinar "qué hace a la gente sentirse sexy" como parte del lanzamiento de un nuevo coche. Como sentirse sexy es una manera de sentirse confiado, creo que es relevante. (Por cierto ¿cuál crees que sea el próximo estudio de la compañía de carros?) Aquí queremos cultivar la confianza. Así que echemos un vistazo a la lista de KIA sobre las respuestas más comunes. Considera si esas cosas también te ayudan a sentirte confiado (sexy):

MUJERES

1. Un nuevo corte de cabello.
2. Un día soleado.
3. Andar en tacones.
4. Aprender una habilidad nueva.
5. Agendar unas vacaciones.
6. Las piernas bien depiladas.
7. Lápiz labial.
8. Un bronceado brillante.
9. Un vestido negro y corto.
10. Un perfume de marca.

HOMBRES

1. Un día soleado.
2. La barba bien rasurada y fresca.
3. Un traje nuevo.
4. Dientes cepillados y aliento fresco.
5. Una loción para después de afeitar que huela rico.
6. Ser felicitado en el trabajo.
7. Un nuevo corte de cabello.
8. Dormir entre sábanas limpias y frescas.
9. Aprender una habilidad nueva.
10. Que alguien acepte ir a una cita.[38]

TAREA

Bien, cabeza arriba… hombros atrás. Es momento de revisar tu armario y comprometerte con tu cuidado personal. Tal vez sea un reto encontrar tiempo para hacerlo, pero créeme, es una parte vital para mantenerte delgado y saludable. Repite después de mí: "Cómo nos vemos influye en cómo nos sentimos y cómo nos sentimos afecta lo que comemos." ¡Exacto! Así que pongámonos a trabajar y a limpiar tu armario… ¡para que te sientas bien y brillante en el campo de batalla!

REGÁLATE UN CAMBIO DE IMAGEN CON ROPA ALEGRE

Usando las reglas antes mencionadas para evaluar lo que está en tu clóset llenándose de polvo, harás un inventario de lo que vas a tirar, tirar y también tirar (o donar). ¡Sólo saca las cosas que hacen de tu clóset un desastre (y te sabotean emocionalmente)!

Consigue ayuda: piensa en alguien que te ayude a organizar y ordenar tu ropa; es una inversión que vale la pena. O busca un amigo sincero con sentido del estilo y pídele que te acompañe y sea tu segundo par de ojos. ¡Invítale un almuerzo a cambio de sus (honestas) opiniones! Recuerda... ¡cualquier cosa que no te haga ver y sentir bien se va! Cuando acabes, haz inventario de lo que dejaste y una lista de lo que necesitas comprar.

DONA: Tu ropa ayudará a otros, pero sólo si la sacas de tu casa. ¡Regalar ese montón de prendas que ya no quieres es un paso importante en el camino de mantenerse delgado! No dejes que se quede ahí durante semanas, si cambias de opinión. ¡No vas a cambiar de opinión! Ponla en bolsas el mismo día y llévala adonde puedas donarla o a la tienda de caridad más cercana. Si la amiga honesta va contigo... ¡hazlo camino al almuerzo!

COMPRA: Hora de ir de compras. Haz una lista de lo que requieres para no caer en la tentación de comprar tallas II que no necesitas y nunca te vas a poner, pero las quieres sólo por el número. Pídele a tu amiga honesta y con estilo que vaya de compras contigo. Y entonces, sean un juez severo: ¡sólo compra ropa que te haga ver y sentir bien! No te dejes persuadir por el *vanity sizing*. Selecciona prendas clave que necesites y asegúrate que entren en la lista de "ropa alegre," es decir, prendas bien terminadas, que se adaptan a tu figura y de colores brillantes.

REGÁLATE UN CAMBIO DE IMAGEN PERSONAL

Entonces, además de entrar en esos *jeans* entallados de nuevo, de perder los 12 kilos que te propusiste el año pasado, ¿qué más te hace sentir bien? ¿Cortarte el cabello o cambiarlo de color? ¿Consentirte con una manicura o pedicura? ¿Un masaje? Es tiempo de iniciar una nueva rutina de belleza:

- Hazte un nuevo corte de cabello. No tiene que ser drástico, sólo algo que refresque tu imagen. Repasa algunas revistas para sacar ideas y pide consejo a tu estilista.
- Hazte un tratamiento facial. Si estás bajo de presupuesto, hay muchos tratamientos caseros. Puedes hacer una mascarilla increíble y barata con lo que hay en tu cocina, como aguacate, miel,

yogur y un chorrito de limón. En internet hay un sinfín de recetas para tratamientos faciales caseros. Invita a una amiga y diviértanse.

• Programa una manicura y pedicura. Si puedes, ve a un salón de lujo para relajarte y... ¡déjate consentir!

• Hazte un masaje. Puede verse como algo muy lujoso, pero que tu cuerpo esté cómodo es parte importante para mantenerte delgado. La tensión en el cuerpo la causa en la mente y viceversa. Todos sabemos a dónde va eso... la mayoría de nosotros estamos más presionados de lo que nos damos cuenta. Considera gastar un día en el *spa*. ¡Lleva a un amigo y disfrútenlo!

Delgado es el que actúa como tal

¿Qué tal? ¿Estás motivado para usar el músculo entre las orejas? Empieza con tus seis Skinny Habits en este momento. No esperes, no dejes para mañana lo que puedes hacer hoy. Enfócate en establecer un hábito semanal durante las próximas seis semanas o aviéntate con decisión y haz un cambio pequeño para fomentar uno por semana.

Visita www.mytrainerbob.com para contarme cómo te va. Comparte conmigo y los demás tus logros y opiniones sobre qué tan fácil o difícil te parecieron las tareas. Entra a Facebook, Twitter e Instagram.

- Facebook.com/MyTrainerBob
- @mytrainerbob
- Instagram.com/TrainerBob

¡Estaré esperando tus noticias!

Agradecimientos

Antes que nada agradezco a mi editora Marnie Cochran y a todo el equipo de Random House por ser tan maravillosos. Es un placer trabajar con ustedes. Éste es mi cuarto libro con Marnie y ha sido la mejor experiencia del mundo. Me entiendes y me retas.

También a mi equipo: Greg Critser, Nicole Trinler, Richard Abate y Brett Hansen. He trabajado con ellos durante muchos años y siempre están ahí para mantenerme concentrado y en el buen camino. No podría tener tres veces el puesto número uno en los *bestsellers* del *New York Times* sin este equipo. Muchas gracias.

Gracias a mi familia del CrossFit (y con esto me refiero a la comunidad de Crossfit en el mundo) por su dedicación y lealtad durante todos estos años. Sus hábitos para estar en buena forma y comer bien me ayudaron a escribir este libro. Agradezco en especial a dos personas: Greg Glassman y Dave Castro. Los amo. Como fundador del CrossFit, Greg Glassman cambió el panorama del ejercicio, y su mano derecha, Dave Castro, es un hombre al que respeto y tengo la suerte de llamar amigo.

Y al final: a mi perro Karl. Mi mejor amigo. Este perrito es… ¡increíble!

Recapitulación de los Skinny Habits

1. Prepara planes de contingencia: Para evitar una mala alimentación, impulsar el ejercicio, resistir tentaciones y no caer en errores, establece un plan que puedas usar en situaciones difíciles.
2. Retrocede de forma consciente: Revisa tus pensamientos automáticos y reflexiona en qué "distorsiones" te enfocas. Desarrolla el músculo mental para lidiar con los contratiempos (es decir la vergüenza y los remordimientos por los errores).
3. Rediseña tu ambiente: Arregla tu casa, oficina y vida social para destacar personas, lugares y cosas que

apoyan tus metas. También para restar atención (o eliminar) a las que no.

4. Rétate a ti mismo: El aburrimiento es la puerta para comer en exceso y sentarte como bulto en tu sillón. Mantén la mente comprometida y emocionada con algo más allá de la monotonía de tus responsabilidades diarias.

5. Descansa para tener éxito: Sólo puedes estar comprometido, emocionado, concentrado y con energía si descansas. Protege tu sueño y encuentra momentos de relajación.

6. Vístete para adelgazar: No te escondas detrás de la ropa holgada… ¡no importa qué tan cómoda sea! Cosecha los beneficios psicológicos y fisiológicos de la ropa que te ajusta bien (o que te recuerda los kilos que quieres bajar).

Recapitulación de The Skinny Rules

REGLA 1: Toma un vaso grande de agua antes de cada comida ¡Sin excusa!

REGLA 2: No te tomes tus calorías.

REGLA 3: Consume proteínas en cada comida o quédate con hambre y de mal humor.

REGLA 4: Reduce tu consumo de granos y harinas refinadas.

REGLA 5: Come de 30 a 50 gr diarios de fibra.

REGLA 6: Todos los días come manzanas y bayas (moras, zarzamoras, arándanos, fresas, etc.). Todos los días. ¡Todos los días!

REGLA 7: Después del almuerzo no comas nada de carbohidratos.

REGLA 8: Aprende a leer las etiquetas de comida para saber qué consumes.

REGLA 9: Deja de adivinar las porciones de comida y mídelas bien.

REGLA 10: No más endulzantes agregados, ni siquiera artificiales.

REGLA 11: Olvídate de las papas.

REGLA 12: Un día a la semana no comas carne.

REGLA 13: Dile adiós a la comida rápida, frita, chatarra y demás.

REGLA 14: Desayuna de verdad.

REGLA 15: Prepara tus alimentos. Por lo menos, come 10 veces a la semana en casa.

REGLA 16: Elimina las comidas saladas.

REGLA 17: Cómete las verduras… ¡Hazlo!

REGLA 18: Duérmete con un poco de hambre.

REGLA 19: Duerme bien.

REGLA 20: Una vez a la semana, planea despilfarrar en una comida.

Notas

CAPÍTULO 1

[1] V. Job, G. M. Walton, K. Bernecker y C. S. Dweck, "Beliefs About Willpower Determine the Impact of Glucose on Self-Control", *Proceedings of the National Academy of Sciences of the United States of America*, 110, núm. 37, 10 de septiembre de 2013. Esta revista científica, también conocida por sus siglas PNAS, es la publicación oficial semanal de la Academia Nacional de Ciencias de Estados Unidos.

[2] Brooke Donald, "Willpower Is in Your Mind, not in a Sugar Cube, Say Stanford Scholars", *Stanford Report* (Stanford News Service), 27 de agosto de 2013.

[3] Ibid.

CAPÍTULO 2

[4] Duhigg, Charles. *El poder de los hábitos*, Urano, 2012.

CAPÍTULO 3

[5] P. M. Gollwitzer y V. Brandstetter, "Implementation Intentions and Effective Goal Pursuit", *Journal of Personality and Social Psychology* 73, núm. 1 (1997): 186-199

[6] G. Oettingen and P. Gollwitzer, "Chapter 7: Strategies of Setting and Implementing Goals", en *Social Psychological Foundations of Clinical Psychology*, ed. J. E. Maddux y J. P. Tangney (Nueva York: Guilford Press, 2010), 11735. http://www.psych.nyu.edu/ gollwitzer /OettingenGollwitzer.pdf

[7] Para una búsqueda más avanzada de Halvorson y su trabajo revisa su página de internet: www.heidigranthalvorson.com

También busca H. Halvorson, Focus (Nueva York: Penguin/ Plume, 2013).

8   Scott Flanary, entrevistado por Greg Critser el 6 de agosto de 2014.

CAPÍTULO 4

9   Puedes encontrar la explicación completa de Beck en su página de internet www.beckinstituteblog.org/2007/02/

10 Para leer las mejores dos fuentes de distorsión cognitiva, busca A. Beck, *Cognitive Therapies* y *Emotional Disorders* (Nueva York: New American Library, 1975) y D. Burns, *Sentirse bien: Una nueva fórmula contra las depresiones*. Paidós, Ibérica: 1998.

11 O. Longe et al., "Having a Word with Yourself," *Neuroimage* 49, núm. 2. 15 de enero: 1849-1856

12 A. Arlauskas, entrevistada por Greg Critser el 5 de mayo de 2014.

CAPÍTULO 5

13 N. Christakis y N. Fowler, "The Spread of Obesity in a Large Social Network over 32 Years", *New England Journal of Medicine*, 357, núm. 4. 27 de julio de 2007: 370-379

14 D. Cahill, entrevistado por Greg Critser, el 17 de junio de 2014.

15 M. Kruger, entrevistado por Greg Critser, el 5 de mayo de 2014.

16 B. Wansink, J. E. Painter y J. North, "Bottomless Bowls: Why Visual Cues of Portion Sizes May Influence Intake", *Obesity Research* 13, núm. 1. enero de 2005: 93-100; y B. Wansink y K. van Ittersum, "Short, Wide Glasses Induce Us to Over-P our Despite Serving Experience". *Journal of Consumer Research* 30, diciembre de 2003: 455-464. También revisa el siguiente libro de influencias ambientales sobre la comida: B. Wansink, *Mindless Eating: Why We Eat More Than We Think* (Nueva York: Bantam Books, 2006.

[17] A. Kingston, "The Interview: Brian Wansink on Why We Eat What We Eat", *Maclean's*, 20 de septiembre de 2014. Sitio de internet: www.macleans.ca/society/the-interview-brian-wansink-on-food-and-eating/

[18] Ibid.

[19] D. Cahill, entrevistado por Greg Critser el 17 de junio de 2014.

CAPÍTULO 6

[20] B. Hanna-Pladdy y B. Gajewski, "Recent and Past Musical Activity Predicts Cognitive Aging Variability: Direct Comparison with General Lifestyle Activities," *Frontiers in Human Neuroscience*, núm. 6. 19 de julio de 2012: 198.

[21] C. Sampaio-Baptista *et al.*, "Gray Matter Volume Is Associated with Rate of Subsequent Skill Learning After a Long Term Training Intervention", *Neuroimage* 96. 1o de agosto de 2014: 158-166.

[22] E. L. Burt y J. Atkinson, "The Relationship Between Quilting and Well-Being", *Journal of Public Health*, núm. 34. 1o de marzo de 2012: 54-59.

[23] D. Cahill, entrevistado por Greg Critser el 15 de junio de 2014, también comunicación directa a través de correo electrónico con Greg Critser, 6 de noviembre de 2014.

CAPÍTULO 7

[24] S. M. Greer, A. N. Goldstein y M. P. Walker, "The Impact of Sleep Deprivation on Food Desire in the Human Brain", *Nature Communications*, 4. 6 de agosto de 2013: 2259.

[25] R. Markwalda et al., "Impact of Insufficient Sleep on Total Daily Energy Expenditure", *Proceedings of the National Academy of Sciences* 110, núm. 14. 11 de marzo de 201:5695-5700

[26] F. Garcia-Garcia *et al.*, "Ghrelin and Its Interactions with Growth Hormone, Leptin and Orexins: Implications for the Sleep – Wake Cycle and Metabolism," *Sleep Medicine Review* 18, núm. 1, febrero de 2014:89-97.

[27] K. Spiegel, R. Leproult y E. Van Cauter, "Impact of Sleep Bedt on Metabolic and Endocrine Function", *Lancet* 354 (1999): 1435-1439. También revisa R. Leproult, G. Copinschi, O. Buxton, y E. Van Cauter, "Sleep Loss Results in an Elevation of Cortisol Levels the Next Evening", *Sleep* 20, núm. 10, octubre de 1997: 865-870. Y Eun Yeon Ju, Cindy W. Yoon, Dae Lim Koo, Daeyoung Kim, y Seung Bong Hong, "Adverse Effects of 24 Hours of Sleep Deprivation on Cognition and Stress Hormones", *Journal of Clinical Neurology* 8, núm. 2, junio de 2012:146-150.

[28] J. L. Broussard *et al.*, "Impaired Insulin Signaling in Human Adipocytes After Experimental Sleep Restriction", *Annals of Internal Medicine* 157, núm. 8, 16 de octubre de 2012: 549-557.

[29] H. Benson, *La relajación: La terapia imprescindible para mejorar su salud*, Grijalbo, 1997.

[30] W. R. Marchand, "Neuronal Mechanisms of Mindfulness Meditation: Evidence from Neuroimaging Studies", *World Journal of Radiology*, 6, núm. 7, 28 de julio de 2014: 471-479. Para revisar una sobresaliente introducción a la meditación de conciencia plena, ver http://counselingcenter.utah.edu/services/mindfulness.php.

[31] H. Woelk y S. Schlafke, "A Multi-Center, Double Blind, Randomised Study of the Lavender Oil Preparation Silexan in Comparision to Lorazepam for Generalized Anxiety Disorder". *Phytomedicine* 17, núm. 2, febrero de 2010: 94-99

[32] A. Michalsen et al., "Rapid Stress Reduction and Anxiolysis Among Distressed Women as a Consequence of a Three- Month

Intensive Yoga Program", *Medical Science Monitor* 11, núm. 12, diciembre de 2005: 555-561

CAPÍTULO 8

[33] B. Fletcher y K. Pine. FLEX: *Do Something Different: How to Use the Other 9/10ths of Your Personality,* Publicaciones de la Universidad de Hertfordshire, 2012, Reino Unido. Para más información del trabajo de Pine revisa la página http://karen-pine.com/wp-content/uploads/2012/03/ PR-Happiness-its-not-in-the-jeans.pdf.

[34] T. R. Kinley. "The Effect of Clothing Size on Self-Esteem and Body Image", *Family & Consumer Science*, 38, núm. 3, marzo de 2010: 317-332.

[35] J. S. Garrow y G. T. Gardiner. "Maintenance of Weight Loss in Obese Patients After Jaw Wiring", *British Medical Journal* (Clinical Research Edition) 282, núm. 6267, 14 de marzo de 1981: 858-860.

[36] Ibid. p. 860.

[37] Slimfast Reveals 'Locked Closet Syndrome' and Other Wardrobe Hang-Ups. Sitio web de Slimfast, comunicado de prensa del 12 de mayo de 2014, www.unileverusa.com/media-center/pressreleases/2014/SlimfastInvitesWomenToUnlockYourClosetWith14-DaySlimdown.aspx.

[38] M. Davies. Here's What Makes a Woman Feel Sexy, Apparently. Jezebel.com. 30 de mayo de 2014. http://jezebel.com/heres-what-makes-a-woman-feel-sexy-apparently-1583941255.

Skinny Habits de Bob Harper
se terminó de imprimir en febrero de 2016
en los talleres de
Litográfica Ingramex, S.A. de C.V.
Centeno 162-1, Col. Granjas Esmeralda, C.P. 09810 México, D.F.